UMA BALEIA NA MONTANHA

UMA BALEIA NA MONTANHA

ISBN 978-65-86941-32-6

n-1 edições
Embora adote a maioria dos usos editoriais do âmbito brasileiro, a n-1 edições não segue necessariamente as convenções das instituições normativas, pois considera a edição um trabalho de criação que deve interagir com a pluralidade de linguagens e a especificidade de cada obra publicada.

organização **Mariana Lacerda e Peter Pál Pelbart**
coordenação editorial **Peter Pál Pelbart e Ricardo Muniz Fernandes**
direção de arte **Ricardo Muniz Fernandes**
assistente editorial **Inês Mendonça**
traduções **Ana Patto, Camila de Moura, Cassandra Assis, Ivan Garcia Lopez, Josely Vianna Baptista, Mariana Patrício e Maria Paula Gurgel Ribeiro**
preparação **Pedro Taam**
revisão **Fernanda Mello**
projeto gráfico e diagramacão **Joana Amador**
pinturas para ilustrações da capa e conto infantil **Rivane Neuenschwander**
reproduções fotográficas **Edouard Fraipont**

1ª edição | junho, 2021
n-1edicoes.org

UMA BALEIA NA MONTANHA

Organização
Mariana Lacerda & **Peter Pál Pelbart**

n-1 edições

Pois são justamente os Mayas que nos oferecem, hoje, talvez o melhor exemplo de uma insurreição popular bem-sucedida (no sentido de não se ter transformado em outra coisa) contra o monstro bicéfalo Estado-Mercado que oprime as minorias do planeta, a única revolta de um povo indigena da América Latina que conseguiu se manter sem degenerar em mais um projeto estatal-nacionalista, e, muito importante, que deixou rapidamente de se apoiar na velha escatologia revolucionária "marxista" (na verdade, cristã de fio a pavio), com que a Europa, por meio de seus insuportáveis intelectuais-clérigos, continua a querer controlar as lutas de libertação dos povos, para traçar urm caminho cosmopolítico próprio. Estamos falando, é claro, do Movimento Zapatista, esta rara revolta que é um modelo de "sustentabilidade" – sustentabilidade política também e sobretudo. Os Maya, que viveram vários fins-de-mundo, nos mostram hoje como é possivel viver depois do fim do mundo. Como, em suma, é possivel desafiar o Estado e o Mercado, e fazer valer o direito à autodeterminação dos povos.

DÉBORAH DANOWSKI &
EDUARDO VIVEIROS DE CASTRO*

* Em *Há Mundo por vir? Ensaio sobre os medos e os fins.*

Para o espírito de Gyuri, de Claudia Andujar.

APRESENTAÇÃO

Este livro gira em torno do movimento zapatista. Que uma baleia tenha estacionado nas montanhas de Chiapas, inspirando-nos para o título dessa coletânea de textos, é apenas uma das muitas ousadias performáticas que caracterizam o espírito dessa insurgência radical.

Não somos antropólogos, nem historiadores, nem jornalistas, muito menos zapatólogos. Portanto não pretendemos analisar uma experiência tão múltipla e complexa como a do zapatismo.[1]

Nosso intuito aqui foi reunir e ecoar algumas das vozes, imagens ou cenas que coletamos ao longo de duas curtas jornadas em território zapatista. Pareceu-nos que não tínhamos o direito de guardá-las, tal o efeito de deslocamento que prouziram em nós.

Cruzam-se aqui palavras proferidas pelo Subcomandante Marcos ou Galeano, comunicados e convocações de mulheres zapatistas contra o patriarcado ontem, hoje e amanhã, fragmentos de cosmologia maia, entrevistas nascidas de encontros inusitados, cenas de um festival de cinema em pleno território autônomo, documentos históricos do movimento, um conto infantil gestado em meio à luta, páginas de Artaud sobre a força disruptiva da ancestralidade indígena etc.

Não se encontrarão aqui citações de pensadores da atualidade que costumam povoar nossa mente a respeito da insurreição, do comum, da subjetividade, do poder, do capitalismo. E, no entanto, é como se os tangenciássemos todos, todas. Mas a partir de palavras que parecem nos chegar de um outro tempo, de um outro mundo. Palavras que não saltaram dos livros, mas de uma experiência em curso iniciada há menos de três décadas (o levante de 1994 em San Cristóbal de las Casas), vivíssima. Sorve uma seiva telúrica que lhe dá ares de uma proveniência alienígena – no entanto, a mais

1 Para tanto, estão disponíveis, paralelamente a este, dois livros também publicados pela n-1 edições: um com textos do Subcomandante Galeano, antes Marcos, intitulado *Contra a Hidra Capitalista*, e outro do historiador Jérôme Baschet, *A experiência zapatista*. Em paralelo, de Antonin Artaud, *Manifestos revolucionários*.

terráquea possível –, o que só indica o quão longe nós fomos parar daquela Terra que hoje tantos reivindicam.

Daí a impressão de que as vozes que colhemos falam uma língua ou cantam uma melodia desconhecida. Coube-nos apenas escutar, colher, compor. E sobretudo acompanhar a sonoridade atípica dessa linguagem gestada em meio a uma das insurreições mais originais do planeta. Sim, um mundo e uma linguagem em construção. Querem um exemplo minúsculo? A torção narrativa que consiste em começar uma estória não com "Era uma vez", mas "Será uma vez". Mas tantos outros exemplos se encontram ao longo deste volume!

Resta a figura da baleia. O que vem ela fazer no meio disso tudo? No filme *As harmonias de Werckmeister*, de Béla Tarr, uma baleia congelada surge na praça central do vilarejo, como uma atração circense. Mas logo revela-se como uma espécie de aparição, mineral ou espiritual, vinda de muito longe no tempo do mundo. E desloca o sentido da vida de tod@s. Talvez algo disso seja próprio do zapatismo.

O movimento que moveu montanhas quer agora fazer com que elas, as montanhas, atravessem o oceano. Um grupo de quatro mulheres, dois homens e uma pessoa transgênera ("um/a outroa", no léxico zapatista) zarparão para chegar à Espanha 500 anos depois de consumada a vitória de Hernán Cortés sobre Montezuma.

Não se trata, para elas e eles, de lançar à antiga metrópole acusações, cobranças históricas, mágoas acumuladas desde então em torno do que foi um dos capítulos mais tenebrosos do colonialismo – a Conquista do México. Mas simplesmente dizer, pelo abraço oferecido, que a alma maia zapatista não foi conquistada – ela ressurge em pleno século XXI na sua insurreta autonomia, em favor de uma vasta, planetária aliança de insurgências.

Mariana Lacerda e *Peter Pál Pelbart*

O CINEMA FAZ COMUNIDADE

PETER PÁL PELBART

Como foi que o mais famoso Cachalote da história da literatura, Moby Dick, trocou os Mares do Sul pelas montanhas de Chiapas? Terá sido convidado em virtude de sua ancestralidade, para exibir a imagem da própria RESISTÊNCIA enquanto tal? Talvez só entre os maias – que sabem o que é resistir – pôde ele dar a ver sua cetácea resiliência.

Mas, desta vez, o Cachalote traz em seu interior uma sala de cinema gigante, que em dezembro de 2019 abrigou a segunda edição do festival de cinema em território autônomo de Chiapas, intitulado "Uma baleia nas montanhas do sudoeste mexicano". Assim a descreve o Subcomandante Insurgente Galeano, antes Marcos:

> Uma grande construção. Uma espécie de galeão, que desafiando as leis físicas, se alonga até perder-se entre as árvores e na úmida pele da montanha. Uma galé cujo esporão é uma estrela vermelha com cinco pontas. Você não ficaria surpreso se nas laterais se abrissem janelas e saíssem dezenas, centenas, milhares de remos... e dentro se encontrasse, "escrevendo no mar", o manco de Lepanto.[1] Similar a um galeão. Ou a um navio baleeiro... Não, melhor, a uma baleia extraviada que, empenhada em nadar contra a corrente e morro acima, descansa agora entre árvores e gente. Sim, gente, muita. De todos os tamanhos. E de todas as cores, porque parece que a maioria ainda tem o rosto oculto, suas roupas como se um caleidoscópio girasse em torno do grande cetáceo, absurdo em seu repouso no meio da montanha, como absurdo é tudo o que ali transcorre. A um observador poderia parecer tratar-se do navio *Pequod*, ou da legendária Moby Dick, a baleia obsessão de Ahab, de Gregory Peck e de Herman Melville.

1 Assim designam a Cervantes, que teria sido ferido na mão esquerda por três disparos em meio à batalha de Lepanto, contra os turcos, em 1571.

E no convite às e aos participantes, acrescenta:

> "Festival de Cinema", lembra você ter lido em vários letreiros. Porém não há nenhuma referência ao filme de John Houston nem à novela de Melville. Então você lembra o que disseram alguma vez os zapatistas: "nós, nós falamos para outro tempo. Nossa palavra se entenderá em outros calendários e geografias". Ainda assim você está disposto a responder "Chamem-me Ismael", se alguém perguntar seu nome, mas aí você olha com atenção as três grandes mantas que cobrem as laterais; e, na do meio, a do corpo bordado com lanças e cordas, se lê *Trempülkalwe*.[2] E você se endireita, vai com seu saquinho de pipoca, fica olhando essa absurda sala de cinema e sua inclinação rebelde, desafiando a lógica e a lei da gravidade... A mítica baleia mapuche, *Mocha Dick*, navegando montanha acima, com toda essa gente nas costas... 'e no meio de todos, um grande fantasma encapuzado, como um monte nevado no ar' (*Moby Dick*, Herman Melville, 1851). Um cetáceo irreverente como parte de um quebra-cabeças. O cinema como algo mais, muito mais que um filme.

O autor das linhas acima escreve como se fosse o roteirista e diretor de um filme de ficção, dando instruções ao seu cenógrafo sobre como "construir" essa baleia-cinema – e não o combatente do Exército Zapatista de Libertação Nacional. A propósito, a baleia-cinema foi levantada em um local aberto para a estrada (como assim, não há

2 Segundo a mitologia mapuche, trata-se de quatro entidades protetoras, mulheres anciãs, que quando o sol se põe transformam-se em baleias brancas e, submergindo no mar, guiam as almas dos defuntos até a região espiritual situada na Isla Mocha, considerada refúgio das almas. Antes de Melville, no século XIX, Jeremiah Reynolds descreve Mocha Dick, o cachalote branco, que teria inspirado o autor de *Moby Dick*.

controle de segurança na entrada? E se alguém entrasse armado? Que confiança é essa, que hospitalidade destemida?), num terreno repleto de cartazes e inscrições do tipo: "Um mundo onde caibam vários mundos", murais com cenas do levante zapatista comentado por uma tartaruga, uma onça, um caracol... bichos da floresta. E fotos gigantes de cenas antológicas da história do cinema. Aqui um bar (mas não há cerveja nem nada com álcool), ali uma quadra de futebol, acolá um palco a céu aberto, mais acima o cinema em forma de baleia, lá no alto o alojamento da *Comandancia General*, mais abaixo o das jovens e dos jovens encarregadas da sustentação logística do evento (*bases de apoyo*).

Mas o essencial: por toda parte centenas de encapuzadas e encapuzados, com *pasamontañas* (balaclavas) ou lenços tapando a metade do rosto. Se à primeira vista é uma imagem cinematográfica – entre o faroeste e os *black blocs* –, logo se percebe que por trás das máscaras há suavidade, gentileza, cuidado e doçura, que em nada lembram a firmeza requerida por um guerreiro. Algumas e alguns fardados circulam pelo espaço que mais lembra uma quermesse, mas a maioria traja roupas coloridas, e a grande surpresa: ninguém armado! Mal diríamos que estamos sob a proteção do Exército Zapatista de Libertação Nacional.

Em todo caso, estamos num *caracol*, nome dado a um centro social, cultural, educativo e político de uma região independente. Ou seja, estamos em terra "liberada" do domínio do Estado mexicano e de seu exército, de sua polícia, de sua justiça, de seus projetos ou de sua condução administrativa.

Um mês antes nos chegou o convite escrito e assinado pelo Subcomandante Insurgente Galeano para a exibição no Festival do filme *Gyuri*, de Mariana Lacerda, sobre o encontro da fotógrafa húngara Claudia Andujar com os Yanomami, na Amazônia. É uma grande honra estrear um documentário destes na terra dos "parentes", terra indígena, terra zapatista.

No interior da baleia-cinema, mais de cem bancos de madeira enfileirados montanha acima. Sem tapete vermelho, discurseiras, salamaleques, blá-blá-blá dos realizadores, sem júri, glamour ou estrelas. Tudo simples e digno.

Minutos antes de uma sessão programada, a sala está vazia. Não vem ninguém? De repente, como um enxame, mascaradas e mascarados enchem todos os bancos, famílias inteiras, muitas e muitos jovens. A maioria das e dos presentes jamais foi ao cinema. Há uma espécie de respeito e curiosidade pelas imagens projetadas, como se nada disso fosse óbvio e dado, como se ali ocorresse algo mágico. Quase, talvez, como antigamente. Um desavisado diria que o cinema ali deixou de ser uma banalidade cotidiana para tornar-se um espaço de encontro e celebração, magia e deleite.

Não à toa, ao final do segundo dia, na inesperada aparição do Subcomandante Insurgente Galeano, antes da distribuição dos *respetos*, espécie de homenagem em forma de espelho destinado às e aos participantes, ele insistiu em ressaltar o que ali parecia central: a saber, que "o cinema faz comunidade".

Sim, na contramão da privatização do entretenimento via celular, iPad, notebooks, enfim, toda a parafernália pela qual as séries de Netflix preenchem nossos intervalos mortos, o zapatismo parece propor-se a resgatar o cinema como situação coletiva. Centenas de pessoas lado a lado no escuro, desfrutando conjuntamente de um momento de viagem, sonho, fantasia, contemplação – não é essa dimensão onírica e coletiva a um só tempo que ali parece ressurgir? Entre uma e outra baforada de seu icônico cachimbo, por trás de seu *pasamontaña* que dá a ver seu olhar alerta – para alguns tão vivo quanto o olhar de uma criança – o Sub conta um evento namoradeiro que lhe teria ocorrido na véspera em meio ao baile noturno, salpica de anedotas absurdas seu próprio relato inverossímil, e devagarzinho, já tendo conquistado a atenção dos jovens, adentra o tema do cinema. Não como especialista, ao contrário. Confessa de imediato, como já o havia feito no convite, que elas/eles, zapatistas, não entendem nada de cinema, e têm tudo a aprender, insiste.

No entanto, ao fundo está essa ideia, tão antiga, tão nova, tão necessária: o cinema (a arte?) faz comunidade. Kafka não dizia outra coisa: a camundonga cantora Josefina era célebre pelo encanto de sua presença, embora não cantasse tão bem, talvez até cantasse mal, quiçá nem mesmo cantasse. Contudo, ninguém abria mão dela, pois a ela cabia "reunir o povo". Eis o que importa. Não é o que mais e mais nos faltam, espaços em que possamos "estar juntos", seja lá o que isso signifique hoje em dia, e que certamente não equivale à aglutinação em massa das nossas cidades? A massa não é a comunidade. E comunidade é o que nós perdemos, ou o que nunca alcançamos, ou o que não cansamos de desejar, e de reinventar, seja em nossos sonhos, artes, rebeliões.

"O cinema faz comunidade" não parece, pois, uma constatação, mas um chamamento. Será uma proposição nostálgica, ou antes a persistência de um desejo proveniente do futuro? Vindo de quem vem, no contexto em que foi proposto, onde o foco da vida como um todo consiste em reinventar a comunidade, o enunciado ressoa forte em nossa alma já cansada, de tão estreita e isolada.

★

O fato é que, botando certos clichês de lado, não sabemos nada do zapatismo. Um movimento que parece ter surgido do nada e, às portas do terceiro milênio, pega em armas, não para ensejar a militarização da luta, como alguns o entendem, mas ao contrário, para chegar ao ponto em que se possa prescindir delas e, em última instância, desativá-las por inteiro. Um movimento que desmonetariza as trocas, rejeita a subserviência ao Estado e ao Capital, e a partir da herança maia reinventa as práticas democráticas, sustentando o que os gregos chamavam de *parrhēsia*, a palavra franca, o dizer-verdadeiro...

Não só uma outra conexão com a palavra e com o coração, mas também com a terra, com as mulheres, com as entidades, com as tecnologias, com a memória dos mortos, com o passado e o futuro da humanidade frente à Hidra Capitalista e à 4ª Guerra Mundial, a da Globalização Neoliberal contra o Mundo. É todo um conjunto de práticas, de lutas, de temporalidades, de convicções e incertezas assumidas, em suma, de uma cosmoética, a um só tempo simples e complexa. Vários textos políticos que circulam entre nós, e que irradiam posturas radicais e polêmicas, como as do Comitê Invisível, por exemplo, beberam nessa fonte e foram ver *in loco*, embora nem sempre o revelem ou admitam, preferindo citar suas fontes europeias.

Os zapatistas raramente citam algum autor, um pensador conhecido, uma estrela ocidental. Preferem a sabedoria indígena e os gestos coletivos. É o que mais nos impacta: a inventividade performática zapatista: tomar de assalto militarmente algumas cidades de Chiapas no dia 1º de janeiro de 1994, e dois dias depois desaparecer (repugnância a tomar o poder); atravessar Chiapas com 40 mil mascaradas e mascarados em silêncio absoluto, em 2012, e ao final soltar um comunicado monossilábico: "Escucharon"? (fazer do silêncio uma arma mais eficaz do que o ruído). Donde este balanço: "Vimos que, calando, escutávamos melhor vozes e ventos [vindos] de baixo, e não só a rude voz da guerra [vinda] de cima". Ou ainda: "Vimos que nosso silêncio foi escudo e espada, que feriu e desgastou quem quer a guerra e a impõe... Vimos que não brigando, brigávamos".[3] Ou as consignas paradoxais, porém evidentes: os que *mandam* (governam) devem *obedecer* (ao povo!). E a sabedoria estratégica: primeiro o "fogo" – pegar em armas –, depois a "palavra" – a negociação –, agora a "construção autônoma". A narrativização inusitada, só em aparência simplória ou pueril, não cessa de

3 *Quinta Declaración de la Selva Lacandona*, EZLN, julho de 1998.

nos surpreender. Bastaria mencionar esta frase extraída da *Sexta Declaração*, em que o EZLN conta como foi sistematicamente traído pelos políticos: "E então vimos isso tudo e pensamos conosco em nossos corações o que vamos fazer. E a primeira coisa que vimos é que nosso coração já não está como antes, quando começamos nossa luta, já que está maior pois já tocamos o coração de muita gente boa. E também vimos que nosso coração está mais machucado, mais ferido. E não é que esteja ferido pelo modo traiçoeiro com que nos trataram os governos, mas porque quando tocamos os corações de outros tocamos também suas dores. Ou seja, é como se nos víssemos no espelho".[4] Qual partido ou movimento político contemporâneo se expressa assim? Não está a léguas de distância da retórica engessada e esvaziada de todo nosso espectro político?

Desde o início as palavras do movimento zapatista pareciam sair de um registro inusitado – das vísceras? Poucos dias depois do levante armado, ainda em 1994, quando o governo federal mexicano simula oferecer "perdão", o EZLN pergunta: "Do que nos vão perdoar? De não morrermos de fome? De não nos calarmos em nossa miséria? De não termos aceito humildemente a gigantesca carga histórica de desprezo e abandono? De nos termos levantado em armas quando encontramos todos os outros caminhos fechados? (...) De termos levado fuzis ao combate, em vez de arcos e flechas? (...) Quem tem que pedir perdão e quem pode perdoar? Os que, durante anos e mais anos, se sentaram a uma mesa cheia e se saciaram enquanto conosco se sentava a morte, tão cotidiana, tão nossa que acabamos deixando de ter medo dela? (...) Os mortos, nossos mortos, tão mortalmente mortos de morte "natural", isto é, de sarampo, coqueluche, dengue, cólera, tifo, mononucleose, tétano e tuberculose, paludismo e outras lindezas gastrointestinais e pulmonares? Nossos mortos, tão majoritariamente mortos, tão demo-

4 *Sexta Declaración de la Selva Lacandona*, EZLN, junho de 2005. Neste volume, p. 211.

craticamente mortos de sofrimento porque ninguém fazia nada, porque todos os mortos, nossos mortos, iam embora sem mais nem menos, sem que ninguém pagasse por isso, sem que ninguém dissesse BASTA!, sem que devolvessem a essas mortes seu sentido, sem que ninguém pedisse aos mortos de sempre, nossos mortos, que voltassem a morrer outra vez porém agora para viver"?[5]

Mas tal *pathos* nem de longe é o único estilo. Alguns textos parecem ter sido escritos para crianças, como o conto do Velho Antonio e o leão,[6] ou serão destinados à "criança-em-nós", sempre viva, felizmente? Passagens de *Eles e nós* lembram a sátira de Kubrick, *Dr. Fantástico*. E, pelo visto, o zapatismo não têm medo de rir de si mesmo – é a prova dos nove da saúde de um movimento. Por exemplo, ao empreender o encontro mundial com "outros jeitos e lutas" (*La digna rabia*), chamam-no de "intergaláctico". Beiramos o delírio ou simplesmente, ao contrário, com humor são convocados literalmente todos os seres e entidades do Cosmos, já que a globalização neoliberal pretende estender sua conquista ainda além do "globo terráqueo"?

★

Nunca sabemos por onde um encontro há de nos pegar. Daí o interesse da pergunta que faz Artaud: "O que vim fazer no México?" Seja lá qual for o sentido de sua resposta, ela ainda paira no ar como um sorriso do gato de Alice: "Trata-se nada menos do que romper com o espírito de todo um mundo, e de substituir uma civilização por outra".

5 "De que nos van a perdonar?", Subcomandante Insurgente Marcos, 18 de janeiro de 1994.

6 Ver p. 22.

É talvez o que está em jogo, hoje, quando diferentes estratégias enfrentam a Hidra Capitalista, e almejam uma outra "civilização". Nenhuma delas pode servir de modelo. A via zapatista, por exemplo, não pode ser pensada sem seu fundo indígena renovado. Mas tampouco seria o que é sem seu diálogo com o contexto contemporâneo global. Daí também o interesse que despertou no mundo, desde o início, apesar da situação tão diversa das outras lutas. Ao menos fica cada vez mais claro a que ponto a experiência zapatista foge ao padrão teleológico das doutrinas políticas de uma esquerda tradicional, que pensa a resistência sempre em termos de domínio, acúmulo, vanguarda, partido, Estado. Mas também destoa do repertório proveniente dos movimentos libertários dos anos 1970, por mais disruptivos que tenham sido.

Não nos cabe traduzir a novidade zapatista em nosso vocabulário familiar (contrainsurgência, rebelião, revolução), nem converter sua sabedoria em nossa gramática conhecida (destituição, poder constituinte, linha de fuga...). Melhor faríamos em praticar o inverso. Deixarmo-nos afetar por seus pensamentos, contracondutas, afetos, humor (sim, "quem não entende nosso humor não entende o zapatismo"!), suas recusas, sua malícia, sua doçura, suas táticas paradoxais... Uma forma de vida. É todo um mundo! Outro! Ou, como elas e eles dizem, um mundo no qual cabem vários mundos. Não se trata de imitá-los – tão diferente é nossa geografia –, mas de sentir nessa distância a chance de uma proximidade.

A LUZ

ENTRE

E A SOMBRA

SUBCOMANDANTE

INSURGENTE

GALEANO

LA REALIDAD, PLANETA TERRA

Maio de 2014

Companheira, companheiro, companheiroas:

Boa noite, tarde, dia, seja qual for a sua geografia, seu tempo, seu jeito.

Boa madrugada.

Queria pedir às companheiras, companheiros e companheiroas da Sexta[1] que vêm de outras partes, especialmente da mídia livre companheira, a sua paciência, tolerância e compreensão para o que vou dizer, porque estas serão minhas últimas palavras em público antes de deixar de existir.

Dirijo-me a vocês e àqueles que através de vocês nos ouvem e nos veem.

Talvez no início ou no decorrer destas palavras vá crescendo em seu coração a sensação de que alguma coisa está fora de lugar, de que alguma coisa não se encaixa, como se estivessem faltando uma ou várias peças para dar sentido ao quebra-cabeças que vai sendo mostrado a vocês. Como se faltasse aquilo que falta.

Talvez depois, dias, semanas, meses, anos, décadas depois se entenda o que falamos agora.

1 Comissão Sexta (*Comisión Sexta*), frente do EZLN criada após a publicação da *Sexta Declaração da Selva Lacandona*, em 2006 (ver p. 211 neste volume), no âmbito da iniciativa de articulação política conhecida como *La Otra Campaña*, que levou à dissolução da Frente Zapatista de Libertação Nacional (*Frente Zapatista de Liberación Nacional*), fundada em 1997. A Comissão Sexta passou então a percorrer diversos territórios no México divulgando as resoluções da *Sexta Declaração* e buscando a assinatura e o apoio de organizações e indivíduos de esquerda na luta contra o neoliberalismo. [N.T.]

Minhas companheiras e companheiros do Exército Zapatista de Libertação Nacional em todos seus níveis não me preocupam, porque este é nosso modo de agir: caminhar, lutar, sabendo sempre que sempre falta o que falta.

Além do mais, sem querer ofender a ninguém, a inteligência de l@s compas zapatistas está muito acima da média.

De resto, deixa-nos satisfeitos e orgulhosos que seja diante de companheiras, companheiroas e companheiros, tanto do EZLN como da Sexta, que trazemos a público esta decisão coletiva.

E que bom que será pela mídia livre, alternativa, independente, que este arquipélago de dores, raivas e luta digna que chamamos "a Sexta" tomará conhecimento disto que vou dizer, onde quer que se encontrem.

Se a mais alguém interessa saber o que aconteceu este dia, terá que acessar a mídia livre para se inteirar.

Está bem. Bem-vindas e bem-vindos a La Realidad zapatista.

I. UMA DECISÃO DIFÍCIL

Quando irrompemos e interrompemos em 1994 com sangue e fogo, não começava a guerra para nós zapatistas.

Da guerra de cima, com a morte e a destruição, a desapropriação e a humilhação, a exploração e o silêncio impostos ao vencido, já vínhamos padecendo há séculos.

O que para nós começou em 1994 foi um dos muitos momentos da guerra dos de baixo contra os de cima, contra seu mundo.

Essa guerra de resistência que dia a dia se luta nas ruas de qualquer canto dos cinco continentes, nos seus campos, nas suas montanhas.

Era e é a nossa, como a de muitos e muitas de baixo, uma guerra pela humanidade e contra o neoliberalismo.

Contra a morte, nós pedimos vida.
Contra o silêncio, exigimos a palavra e o respeito.
Contra o esquecimento, a memória.
Contra a humilhação e o desprezo, a dignidade.
Contra a opressão, a rebeldia.
Contra a escravidão, a liberdade.
Contra a imposição, a democracia.
Contra o crime, a justiça.

Quem com um pouco de humanidade nas veias poderia ou pode questionar estas demandas?

E naquele momento, então, muitos escutaram.

A guerra que levantamos nos deu o privilégio de chegar a ouvidos e corações atentos e generosos em geografias próximas e distantes.

Faltava o que faltava, e falta o que falta, mas conseguimos então o olhar do outro, seu ouvido, seu coração.

E aí nos vimos na necessidade de responder a uma pergunta decisiva:

"O que fazer?"

Nas sombrias contas da véspera não entrava a possibilidade de nos colocar pergunta nenhuma. De modo que esta pergunta nos levou a outras:

Preparar os que continuam na rota da morte?

Formar mais e melhores soldados?

Investir esforços para melhorar nossa maltratada maquinaria de guerra?

Simular diálogos e disposição para a paz, para continuar preparando novos golpes?

Matar ou morrer como único destino?

Ou devíamos reconstruir o caminho da vida, esse que haviam rompido e seguem interrompendo os de cima?

O caminho não só dos povos originários, mas também de trabalhadores, estudantes, professores, jovens, camponeses, além de todas as diferenças que celebram em cima, e embaixo perseguem e castigam.

Deveríamos inscrever nosso sangue no caminho que outros dirigem ao Poder ou devíamos voltar o coração e o olhar ao que somos e aos que são o que somos, ou seja, os povos originários, guardiães da terra e da memória?

Ninguém escutou então, mas nos primeiros balbucios que foram as nossas palavras avisamos que nosso dilema não estava entre negociar ou combater, mas entre morrer e viver.

Quem tivesse se dado conta então de que este dilema da primeira hora não era individual, talvez tivesse entendido melhor o que aconteceu na realidade zapatista nos últimos 20 anos.

Mas dizia eu que nos deparamos com esta pergunta e este dilema.

E escolhemos.

E no lugar de nos dedicar a formar guerrilheiros, soldados e esquadrões, preparamos promotores de educação, de saúde, e foram se levantando as bases da autonomia que hoje deixa o mundo maravilhado.

Em vez de construir quartéis, melhorar nosso armamento, em vez de levantar muros e trincheiras, construíram-se escolas, construíram-se hospitais e centros de saúde, melhoramos nossas condições de vida.

Em lugar de lutar para ocupar um lugar no Partenón das mortes individualizadas dos de baixo, escolhemos construir a vida.

Isso no meio de uma guerra que não por ser surda era menos letal.

Porque, compas, uma coisa é gritar "não estão sós" e outra é enfrentar só com o corpo uma coluna blindada de tropas federais, como aconteceu na zona dos Altos de Chiapas, e ver se com sorte alguém fica sabendo, e vamos ver se com um pouco mais de sorte aquele que fica sabendo se indigna, e um outro pouco mais de sorte e aquele que se indigna faz alguma coisa.

No meio-tempo, os tanques são parados pelas mulheres zapatistas, e na falta de balas foi com xingamentos à mãe e pedradas que a serpente de aço teve que recuar.

E na zona norte de Chiapas, sofrer o nascimento e desenvolvimento das milícias brancas, recicladas como paramilitares. E na zona Tzotz Choj, as agressões contínuas de organizações camponesas que de "independentes" às vezes nem o nome têm. E na zona da Selva Tzeltal, a combinação de paramilitares e contras.

E uma coisa é gritar "todos somos Marcos" ou "não todos somos marcos", segundo o caso ou a coisa, e outra a perseguição com toda a maquinaria de guerra, a invasão de povoados, o "pentear" as montanhas, o uso de cachorros adestrados, as hélices dos helicópteros de caça desordenando os topetes das ceibas,[2] o "vivo ou morto" que nasceu nos primeiros dias de janeiro de 1994 e alcançou seu nível mais histérico em 1995 e no resto do sexênio do agora empregado de uma transnacional, e que esta zona de Selva Fronteiriça sofreu desde 1995 e a que se soma depois a mesma sequência de agressões de organizações camponesas, uso de paramilitares, militarização, acosso.

Se existe algum mito em tudo isso não é o *pasamontaña*,[3] e sim a mentira que repetem desde aqueles dias, inclusive retomada por pessoas com altos estudos, de que a guerra contra os zapatistas só durou 12 dias.

Não vou fazer uma recontagem detalhada. Alguém com um pouco de espírito crítico e seriedade pode reconstruir a história, e somar e subtrair para fazer a conta e dizer se foram e são mais jornalistas que policiais e soldados; se foram mais elogios que ameaças e insultos; se o preço que se colocava era para ver o *pasamontañas* ou para capturá-lo "vivo ou morto".

2 Tipo de árvore sagrada para os maias, eixo do cosmos. [N.T.]

3 Balaclava. [N.T.]

Nestas condições, algumas vezes só com nossas forças e outras com o apoio generoso e incondicional de gente boa de todo o mundo, foi-se avançando na construção ainda inacabada, é verdade, mas já definida daquilo que somos.

Não é, portanto, uma frase feliz ou infeliz, segundo se olhe de cima ou de baixo, a que diz "aqui estamos os mortos de sempre, morrendo de novo, mas para agora viver". É a realidade.

E quase 20 anos depois...

O 21 de dezembro de 2012, quando a política e o esoterismo coincidiam, como outras vezes, em prever catástrofes que sempre são para os de sempre, os de baixo, repetimos o golpe do 1º de janeiro de 1994 e, sem disparar um só tiro, sem armas, só com o nosso silêncio, prostramos de novo a soberba das cidades, berço e ninho do racismo e desprezo.

Se no 1º de janeiro de 1994, milhares de homens e mulheres sem rosto atacaram e renderam as guarnições que protegiam as cidades, no 21 de dezembro de 2012 foram dezenas de milhares que tomaram sem palavras os edifícios onde se comemorava a nossa desaparição.

O fato inquestionável de que o EZLN não só não havia enfraquecido, muito menos desaparecido, e sim que havia crescido quantitativamente e qualitativamente, teria bastado para que qualquer mente medianamente inteligente se desse conta de que, nestes 20 anos, algo tinha mudado no interior do EZLN e das comunidades.

Talvez mais de um pense que nos enganamos ao escolher, que um exército não pode nem deve insistir na paz.

Por muitos motivos, claro, mas o principal era e é porque assim acabaríamos desaparecendo.

Talvez seja verdade. Talvez nos enganamos ao escolher cultivar a vida em vez de cultuar a morte.

Mas nós não escolhemos escutando os de fora. Não a quem sempre pede e exige a luta até a morte, enquanto quem coloca os mortos são outros.

Escolhemos nos olhando e nos ouvindo, sendo o Votán[4] coletivo que somos.

Escolhemos a rebeldia, quer dizer, a vida.

Isto não quer dizer que não sabíamos que a guerra de cima trataria e trata de impor de novo seu domínio sobre nós.

Soubemos e sabemos que uma e outra vez havemos de defender o que somos e como somos.

Sabíamos e sabemos que seguirá havendo morte para que haja vida.

Sabíamos e sabemos que, para viver, morremos.

II. UM FRACASSO?

Dizem por aí que não conseguimos nada para nós.

Não deixa de ser surpreendente que se assuma com tanta desfaçatez esta posição.

Pensam que os filhos e filhas dos comandantes e comandantas deveriam usufruir de viagens ao estrangeiro, de estudos em escolas privadas e em seguida altos postos na empresa ou na política. Que, ao invés de trabalhar a terra para arrancar com suor e esforço o alimento, deveriam brilhar nas redes sociais se divertindo nas boates, exibindo luxos.

Talvez os subcomandantes deveriam procriar e deixar a seus descendentes os cargos, as regalias e os pequenos templos, como fazem os políticos de todos os cenários.

Talvez deveríamos, como dirigentes da CIOAC-H[5] e de outras

4 Figura legendária da mitologia maia. [N.T.]

5 A Central Independiente de Obreros Agrícolas y Campesinos Histórica foi inicialmente uma organização camponesa vinculada ao Partido Comunista Mexicano. Depois de 1994 entrou em decomposição e acabou pactuando com os governantes de Chiapas, contra os zapatistas. Foram responsáveis pelo assassinato de Galeano, em 2014. [N.T.]

organizações camponesas, receber privilégios e pagamento em projetos e apoios, ficar com a maior parte e deixar às bases só algumas migalhas, em troca do cumprimento das ordens criminosas que vêm de cima.

Mas é verdade, não conseguimos nada disso para nós.

Difícil de acreditar que 20 anos depois aquele "nada para nós" resultou não ser um lema, uma frase boa para cartazes e canções, e sim uma realidade, *La Realidad*.

Se ser consequente é um fracasso, então a incongruência é o caminho do êxito, a rota para o Poder.

Mas não queremos ir para lá.

Não nos interessa.

Nestes parâmetros preferimos fracassar em vez de triunfar.

III. A MUDANÇA

Nestes 20 anos houve uma mudança múltipla e complexa no EZLN.

Alguns se deram conta só da mais evidente: a de geração.

Agora estão lutando e dirigindo a resistência aqueles que eram pequenos ou não haviam nascido no início do levante.

Mas alguns estudiosos não se deram conta de outras mudanças.

A de classe: da original classe média ilustrada para o indígena camponês.

A de raça: da direção mestiça para a direção verdadeiramente indígena.

E a mais importante, a substituição de pensamento: a substituição do vanguardismo revolucionário pelo mandar obedecendo; da tomada do poder de cima pela criação do poder de baixo; da política profissional pela política cotidiana; dos líderes pelos povos; da marginalização de gênero pela participação direta das mulheres; do escárnio do outro pela celebração da diferença.

Não vou me alongar mais sobre isso, porque foi exatamente o curso *A Liberdade segundo @s zapatistas* a oportunidade de constatar se no território organizado vale mais o personagem que a comunidade.

Pessoalmente não entendo por que gente pensante que afirma que a história é feita pelos povos se assusta tanto perante a existência de um governo do povo em que não aparecem os especialistas em ser governo.

Por que lhes apavora que sejam os povos que mandem, que dirijam seus próprios passos?

Por que balançam a cabeça com desaprovação diante do mandar obedecendo?

O culto ao individualismo encontra no culto ao vanguardismo seu extremo mais fanático.

E é exatamente isso, o fato de que os indígenas mandam e que agora um indígena seja o porta-voz e chefe, o que os apavora, o que os afasta, e finalmente eles partem para seguir procurando alguém que precise de vanguardas, comandantes e líderes.

Porque também existe racismo na esquerda, em especial naquela que se pretende revolucionária.

O EZLN não é deles. Por isso não é qualquer um que pode ser zapatista.

IV. UM HOLOGRAMA MUTANTE E PARTICULAR. O QUE NÃO SERÁ

Antes do amanhecer de 1994, passei dez anos nestas montanhas. Conheci e tratei pessoalmente com alguns em cujas mortes morremos um tanto. Conheço e trato desde então com outros e outras mais que hoje estão aqui como nós.

Durante muitas madrugadas me vi tentando digerir as histórias que me contavam, os mundos que desenhavam com silêncio, mãos e olhares, sua insistência em sinalizar alguma coisa além.

Era um sonho esse mundo, tão outro, tão longínquo, tão alheio.

Algumas vezes pensei que tinham se adiantado, que as palavras que nos guiaram e guiam vinham de tempos para os quais não existiam ainda calendários, perdidos em geografias imprecisas: sempre o sul digno, onipresente em todos os pontos cardeais.

Logo soube que não me falavam de um mundo inexato e por isso improvável.

Este mundo andava com a sua toada.

Vocês não o viram? Não o veem?

Não enganamos a ninguém dos de baixo. Não escondemos que somos um exército, com a sua estrutura piramidal, seu centro de comando, suas decisões de cima para baixo. Não é para ser benevolentes com libertários ou por modismo que negaremos o que somos.

Mas qualquer um pode ver agora se o nosso é um exército que suplanta ou impõe.

E devo dizer, já que pedi a autorização do Subcomandante Insurgente Moisés para fazê-lo:

Nada do que fizemos, para o bem e para o mal, teria sido possível se um exército armado, o zapatista de libertação nacional, não tivesse se levantado contra o mau governo exercendo seu direito de violência legítima. A violência dos de baixo contra a violência dos de cima.

Somos guerreiros e, como tais, sabemos qual é nosso papel e nosso momento.

Na madrugada do dia 1º do primeiro mês de 1994, um exército de gigantes, isto é, de indígenas rebeldes, desceu às cidades para com o seu passo sacudir o mundo.

Apenas alguns dias depois, com o sangue dos nossos caídos ainda fresco nas ruas, percebemos que os de fora não nos viam.

Acostumados a olhar desde cima aos indígenas, não levantavam o olhar para nos ver.

Acostumados a nos ver humilhados, seu coração não entendia a nossa digna rebeldia.

Seu olhar se deteve no único mestiço que viram com *pasamontañas*, ou seja, não olharam.

Nossos chefes e chefas disseram então:

"Só enxergam o pequeno que são, façamos alguém tão pequeno como eles para que eles o enxerguem e através dele nos vejam."

Começou assim uma complexa manobra de distração, um truque de mágica terrível e maravilhoso, uma jogada maliciosa do coração indígena que somos. A sabedoria indígena desafiava a modernidade em um dos seus bastiões: os meios de comunicação.

Começou então a construção do personagem chamado "Marcos".

Peço a vocês que me sigam neste raciocínio:

Suponhamos que é possível uma outra maneira de neutralizar um criminoso. Por exemplo, inventar a sua arma assassina, fazer com que ele acredite que é eficaz, obrigá-lo a construir, com base nesta sua eficácia, todo o seu plano, e no momento em que se prepara para disparar, a arma voltar a ser o que sempre foi: uma ilusão.

Todo o sistema, mas acima de tudo os meios de comunicação, brincam de construir famas para logo destruí-las se não se dobram a seus desejos.

Seu poder estava (já não está, foram ultrapassados nisso pelas redes sociais) em dizer o quê e quem existia, no momento em que escolhiam, o que nomeavam e o que calavam.

Enfim, não me deem muita atenção. Como se viu nos últimos 20 anos, eu não sei nada de meios de comunicação de massa.

O caso é que o Sub Marcos deixou de ser um porta-voz para ser um distraidor.

Se o caminho da guerra, quer dizer, da morte, demorou 10 anos, o da vida demorou mais tempo e requereu mais esforço, para não falar de sangue.

Porque, acreditem, é mais fácil morrer que viver.

Precisávamos de tempo para ser e para encontrar quem soubesse nos ver como o que somos.

Precisávamos de tempo para encontrar quem nos olhasse não de cima, não de baixo, que nos visse de frente, que nos olhasse com um olhar companheiro.

Eu dizia que começou então a construção do personagem.

Marcos um dia tinha os olhos azuis, outro dia verdes, ou castanhos, ou cor de mel, ou negros, tudo dependendo de quem fizesse a entrevista ou tirasse a foto. Foi assim que ele foi reserva de time de futebol profissional, empregado de lojas de departamentos, motorista, filósofo, cineasta e os etcéteras que podem encontrar na mídia vendida desses calendários e em diversas geografias. Existia um Marcos para cada ocasião, quer dizer, para cada entrevista. E não foi fácil, acreditem, não existia na época Wikipédia e se vinha do Estado Espanhol tinham que investigar se o corte inglês [El Corte Inglés], por exemplo, era um corte típico de Inglaterra, uma mercearia ou uma loja de departamentos.[6]

Se me dão licença para definir Marcos, o personagem, diria sem titubear que foi uma colcha de retalhos

Digamos que, para que vocês me entendam, Marcos era uma Mídia Não Livre (atenção: não é o mesmo que ser uma mídia vendida).

Na construção e manutenção do personagem cometemos alguns erros.

"Errar é humano", disse o errante

Durante o primeiro ano esgotamos, por assim dizer, o repertório de "Marcos" possíveis. Então no início de 1995 estávamos em apuros e o processo dos povos estava nos seus primeiros passos.

Foi assim que em 1995 já não sabíamos como fazer. Mas foi então

6 El Corte Inglés é uma conhecida cadeia internacional de lojas de departamento. [N.E.]

que Zedillo,[7] com o PAN[8] pela mão, "descobre" Marcos com o mesmo método científico com o qual encontra ossadas, ou seja, por denúncia esotérica.

A história do tampiquenho nos trouxe novos ares, ainda que a farsa seguinte da Paca de Lozano[9] tenha feito com que tivéssemos medo de que a imprensa vendida questionasse também o "desmascaramento" de Marcos e descobrisse que era uma fraude a mais. Por sorte, não foi assim. Tal como neste caso, a mídia continuou se deixando enganar.

Um tempo depois, o tampiquenho chegou a estas terras. Junto com o Subcomandante Insurgente Moisés, falamos com ele. Oferecemo-nos a fazer uma conferência conjunta, para assim ele poder se libertar da perseguição, dado que ficaria evidente que Marcos e ele não eram a mesma pessoa. Ele não quis. Veio morar aqui. Saiu algumas vezes e seu rosto pode ser visto nas fotografias dos velórios de seus pais. Se quiserem, podem entrevistá-lo. Agora ele mora em uma comunidade em... Ah, ele não quer que vocês saibam onde vive. Não diremos nada mais para que ele, se assim quiser algum dia, possa contar a história que viveu desde 9 de fevereiro de 1995. De nossa parte só nos resta agradecer que nos tenha passado informações que a cada tanto usamos para alimentar a "certeza" de que o Sub Marcos não é o que é na realidade, ou seja, uma colcha de retalhos ou um holograma, e sim um professor universitário, nascido no agora sofrido Tamaulipas.

7 Ernesto Zedillo Ponce de León foi presidente do México de 1994 até 2000, pelo Partido Revolucionário Institucional. [N.T.]

8 Partido de Acción Nacional. [N.T.]

9 A "Paca" é uma vidente que disse ter tido uma visão de que o assassino de Ruiz Massieu, presidente do PRI em 1994, estava enterrado na propriedade de Raul Salinas, irmão do então presidente, também do PRI. Conseguiu manipular o procurador de justiça, e depois assessorou Lozano Garcia, procurador-geral da República (do PAN, nomeado por Salinas!). [N.T.]

No meio-tempo seguimos procurando, procurando-as, procurando a vocês, a quem está aqui agora e a quem não está aqui, mas está.

Lançamos uma e outra iniciativa para encontrar o outro, a outra, o outro companheiro. Diferentes iniciativas, procurando encontrar o olhar e o ouvido que precisamos e merecemos.

No meio-tempo, seguia o avanço dos povos e a substituição do que se falou muito ou pouco, mas que se pode constatar diretamente, sem intermediários.

Na busca do outro, uma e outra vez fracassamos.

Quem encontrávamos ou queria nos guiar ou queria que nós os guiássemos.

Havia quem se aproximava e o fazia com a intenção de nos usar, ou para olhar para trás, seja com nostalgia antropológica, seja com nostalgia militante.

Assim, para alguns éramos comunistas, para outros trotskistas, para outros anarquistas, para outros maoistas, para outros milenaristas, e aí deixo a vocês vários "istas" para que coloquem aquilo que seja de seu conhecimento.

Foi assim até a *Sexta Declaração da Selva Lacandona*, a mais ousada e a mais zapatista das iniciativas que lançamos até agora.

Com a *Sexta*, finalmente, encontramos quem nos olha de frente e nos cumprimenta e abraça, e desta forma se cumprimenta e se abraça.

Com a *Sexta* finalmente encontramos vocês.

Finalmente alguém que entendia que não procurávamos pastores que nos guiassem, nem rebanhos para conduzir à terra prometida. Nem amos nem escravos. Nem coronéis nem massas sem cabeça.

Mas faltava ver se era possível que olhassem e ouvissem o que, sendo, somos.

De dentro, o avanço dos povos tinha sido impressionante.

E então veio o curso *A liberdade segundo @s zapatistas*.

Em três voltas, nos demos conta de que havia uma geração que podia nos olhar de frente, que podia nos escutar e nos falar sem esperar guia ou liderança nem fingir submissão ou seguimento.

Marcos, o personagem, não era mais necessário.

A nova etapa na luta zapatista estava pronta.

Aconteceu então o que aconteceu e que muitas e muitos de vocês, companheiras e companheiros da Sexta, conhecem de maneira direta.

Poderiam dizer que isso do personagem foi desnecessário. Mas uma revisão honesta daqueles dias dirá quantos e quantas se viraram para nos olhar, com agrado ou desagrado, pelos furos de uma colcha de retalhos.

Portanto esta substituição de comando não acontece por doença ou morte, nem por mudança interna, purga ou depuração.

Acontece de maneira lógica de acordo com as mudanças internas que vem sofrendo e sofre o EZLN.

Sei que isso não se enquadra nos esquemas quadrados que nos distintos de cima existem, mas, sinceramente, não estamos preocupados com isso. E se isso arruína a preguiçosa e pobre elaboração dos rumorólogos e zapatólogos de Jovel,[10] sinto muito.

Não estou nem estive doente, não estou nem estive morto.

Ou sim, ainda que tantas vezes tenham me matado, tantas vezes eu tenha me morrido, de novo estou aqui.

Se encorajamos esses rumores foi porque assim convinha.

O último grande truque do holograma foi simular doença terminal, e inclusive todas as mortes que dizem que sofri.

É verdade que o "se a sua saúde permite", que o Subcomandante Insurgente Moisés usou no comunicado anunciando o compartilhamento com o CNI,[11] era equivalente a "se o povo pede" ou "se as pesquisas me favorecem" ou "se Deus me dá licença" ou outros

10 Nome de San Cristóbal de Las Casas em totzil. [N.T.]

11 Congreso Nacional Indígena. [N.T.]

tantos lugares-comuns que têm sido recorrentes na classe política dos últimos tempos.

Se me permitem um conselho: deveriam cultivar um pouco do senso de humor, não só por saúde mental e física, também porque sem senso de humor não vão entender o zapatismo. E aquele que não entende, julga; e aquele que julga, condena.

Na verdade, esta foi a parte mais simples do personagem. Para alimentar o rumor só foi preciso dizer a algumas pessoas em específico: "vou te contar um segredo, mas promete que não vai contar a ninguém".

É lógico que contaram.

Os principais colaboradores involuntários do rumor de doença e morte foram os "especialistas em zapatologia" que na soberba Jovel e na caótica cidade do México se orgulham da sua proximidade com o zapatismo e o profundo conhecimento que dele têm, além é claro dos policiais que também cobram como jornalistas, dos jornalistas que também cobram como policiais, e d@s jornalistas que só cobram, e mal, como jornalistas.

Obrigado a todas e todos eles e elas. Obrigado pela discrição. Fizeram exatamente como imaginamos que fariam. O único problema de tudo isso é que duvido que agora alguém confie a eles algum segredo.

É nossa convicção e nossa prática que para se rebelar e lutar não são necessários nem líderes, nem coronéis, nem messias, nem salvadores. Para lutar só necessitam um pouco de vergonha, um tanto de dignidade e muita organização.

O resto, ou serve ao coletivo ou não serve.

Foi especialmente engraçado o que o culto à personalidade provocou nos politicólogos e analistas de cima. Ontem disseram que o futuro desse povo mexicano dependia da aliança de duas personalidades. Anteontem disseram que Peña Nieto se tornava independente de Salinas de Gortari, sem se darem conta que, então, se criticavam Peña Nieto, colocavam-se ao lado de Salinas de Gortari; e que, se criticavam a este último, apoiavam Peña Nieto. Agora dizem que é necessário optar por um lado na luta do alto pelo controle das telecomunicações, de forma que ou você está com Slim ou você está com Azcárraga-Salinas. Ou, ainda mais no alto, ou com Obama ou com Putin.

Aqueles que suspiram e olham para cima podem seguir buscando o seu líder; podem continuar pensando que agora sim vão ser respeitados os resultados eleitorais; que agora sim Slim vai apoiar a opção eleitoral de esquerda; que agora sim vão aparecer os dragões e as batalhas em *Game of Thrones*; que agora sim na série televisiva *The Walking Dead*, Kirkman vai ser mais fiel ao *comic*; que agora sim as ferramentas feitas na China não vão quebrar no primeiro uso; que agora sim o futebol vai ser um esporte e não um negócio.

E, sim, pode ser que em algum dos casos acertem, mas não se pode esquecer que em todos eles são apenas espectadores, portanto consumidores passivos.

Aqueles que amaram e odiaram o Sub Marcos sabem agora que amaram e odiaram um holograma. Seus amores e ódios foram, assim, inúteis, estéreis, vazios, ocos.

Não haverá, então, casa-museu ou placas de metal onde nasci e cresci. Nem haverá quem viva de ter sido o Subcomandante Marcos. Nem se herdará seu nome, nem seu cargo. Não haverá viagens com tudo pago para dar palestras no exterior. Não haverá transferências nem atenção em hospitais de luxo. Não haverá viúvas nem herdeir@s. Não haverá funerais, nem honras, nem estátuas, nem museus, nem prêmios, nem nada disso que o sistema faz para promover o culto ao indivíduo e para menosprezar o coletivo.

O personagem foi criado e agora seus criadores, os zapatistas e as zapatistas, o destruímos.

Se alguém entende esta lição que dão nossos companheiras e companheiros, terão entendido um dos fundamentos do zapatismo.

Deste modo nos últimos anos passou o que passou.

Portanto vimos que a colcha de retalhos, o personagem, o holograma, não era mais necessário.

Repetidamente planejamos e repetidamente esperamos o momento indicado: o calendário e a geografia precisos para mostrar o que somos de verdade a quem é de verdade.

Então chegou Galeano com sua morte para nos marcar a geografia e o calendário: "*aqui, em* La Realidad; *agora, na dor e na raiva*".

V. A DOR E A RAIVA. SUSSURROS E GRITOS

Quando chegamos ao caracol aqui em *La Realidad*, sem que ninguém dissesse nada, começamos a falar sussurrando.[12]

Ficou falada a nossa dor, murmurada nossa raiva.

Como se tentássemos evitar que Galeano fugisse dos ruídos, dos sons que lhe eram estranhos.

Como se nossas vozes e passos o chamassem.

"Espera, compa", dizia nosso silêncio.

"Não vá embora", sussurravam as palavras.

Mas existem outras dores e outras raivas.

Agora mesmo, em outros cantos do México e do mundo, um homem, uma mulher, *um_a outroa*, um menino, uma menina, um ancião, uma anciã, uma memória é golpeada sem dó e, rodeada por um sistema, é cometido um crime voraz, é garroteada, esfaqueada, baleada, sacrificada, arrasada entre escárnios, abandonada, recuperado e velado seu corpo, enterrada a sua vida.

12 Caracol é o nome dado a um centro social, cultural, educativo e político de cada região do território autônomo, e que abarca vários povoados. Há hoje 12 caracóis ao todo, e *La Realidad* foi o primeiro a ser fundado. Ver, neste volume, Entrevista, p. 53. [N.T.]

Só alguns nomes:
Alexis Benhumena, assassinado no Estado do México.
Francisco Javier Cortés, assassinado no Estado do México.
Juan Vázquez Guzmán, assassinado em Chiapas.
Juan Carlos Gómez Silvano, assassinado em Chiapas.
El compa Kuy, assassinado no DF.
Carlo Guiliani, assassinado na Itália.
Aléxis Grigorópulos, assassinado na Grécia.
Wayih Wajdi al-Ramahi, assassinado em um campo de refugiados na cidade cisjordana de Ramala. 14 anos, assassinado com um tiro nas costas vindo de um posto de observação do Exército israelense, não havia marchas, nem protestos, nem nada na rua.
Matías Valentín Catrileo Quezada, mapuche assassinado no Chile.
Teodulfo Torres Soriano, compa da Sexta desaparecido na Cidade do México.
Guadalupe Jerónimo y Urbano Macías, comunais de Cherán, assassinados em Michoacán.
Francisco de Asís Manuel, desaparecido em Santa María Ostula
Javier Martínes Robles, desaparecido em Santa María Ostula
Gerardo Vera Orcino, desaparecido em Santa María Ostula
Enrique Domínguez Macías, desaparecido em Santa María Ostula
Martín Santos Luna, desaparecido em Santa María Ostula
Pedro Leyva Domínguez, assassinado em Santa María Ostula.
Diego Ramíres Domínguez, assassinado em Santa María Ostula.
Trinidad de la Cruz Crisostomo, assassinado em Santa María Ostula.
Crisóforo Sánchez Reyes, assassinado em Santa María Ostula.
Teódulo Santos Girón, desparecido em Santa María Ostula.
Longino Vicente Morales, desaparecido em Guerrero.
Víctor Ayala Tapia, desaparecido en Guerrero.
Jacinto López Díaz "El Jazi", assassinado em Puebla.
Bernardo Vázquez Sánchez, assassinado em Oaxaca
Jorde Alexis Herrera, assassinado em Guerrero.

Gabriel Echeverría, assassinado em Guerrero.
Edmundo Reyes Amaya, desaparecido em Oaxaca.
Gabriel Alberto Cruz Sánchez, desaparecido em Oaxaca.
Juan Francisco Sicilia Ortega, assassinado em Morelos.
Ernesto Méndez Salinas, assassinado em Morelos.
Alejandro Chao Barona, assassinado em Morelos.
Sara Robledo, assassinado em Morelos.
Juventina Villa Mojica, assassinada em Guerrero.
Reynaldo Santana Villa, assassinado em Guerrero.
Catarino Torres Pereda, assassinado em Oaxaca.
Bety Cariño, assassinada em Oaxaca.
Jyri Jaakkola, assassinado em Oaxaca.
Sandra Luz Hernández, assassinada em Sinaloa.
Marisela Escobedo Ortíz, assassinada em Chihuahua.
Celedonio Monroy Prudencio, desaparecido em Jalisco.
Nepomuceno Moreno Nuñez, assassinado em Sonora.

Os e as migrantes certamente desaparecidas e provavelmente assassinadas em qualquer canto do território mexicano.

Os presos a quem se quer assassinar em vida: Mumia Abu Jamal, Leonard Peltier, os Mapuche, Mario González, Juan Carlos Flores.

O contínuo enterro de vozes que em vida foram silenciadas pelo cair da terra ou pelo fechar das grades.

E o escárnio maior é que, em cada pá de terra que despeja o mercenário de plantão, o sistema vai falando: "*você não vale nada, não importa, ninguém chora por você, ninguém sente raiva pela tua morte, que ninguém siga os teus passos, ninguém levanta a tua vida*".

E com a última pá sentencia: "*ainda que peguem e castiguem os que te matamos, sempre encontrarei outro, outra, outros, que de novo te tocaiem e repitam a dança macabra que acabou com a tua vida*".

E diz: "*Tua justiça pequena, anã, fabricada para que os meios de comunicação vendidos simulem e obtenham um pouco de calma para frear o caos que cai em cima deles, não me assusta, não me prejudica, não me castiga*".

O que podemos dizer para este cadáver que em qualquer canto do mundo de baixo é enterrado no esquecimento?

Que só a nossa dor e raiva contam?

Que só a nossa coragem importa?

Que enquanto sussurramos nossa história, não escutamos seu grito, seu alarde?

Tem tantos nomes a injustiça e são tantos os gritos que provoca.

Mas nossa dor e nossa raiva não nos impedem de escutar.

E nossos sussurros não são só para lamentar a queda de nossos mortos injustamente.

São para que se possa escutar outras dores, fazer nossas outras raivas e continuar desta maneira no complicado, longo e sinuoso caminho de fazer de tudo isso um grito que se transforme em luta libertadora.

E não esquecer que, enquanto alguém sussurra, alguém grita.

E só o ouvido atento pode escutar.

Enquanto falamos e escutamos agora, alguém grita de dor, de raiva.

E assim como é preciso dirigir o olhar, o ouvir tem que encontrar o rumo que o faça fértil.

Porque enquanto alguém descansa, existe alguém que continua montanha acima.

Para ver este esforço, basta baixar o olhar e elevar o coração.

Podem?

Poderão?

A justiça pequena parece tanto à vingança. A justiça pequena é a que distribui impunidade porque, castigando um, absolve outros.

A que queremos nós, pela qual lutamos, não se limita a encontrar os assassinos do compa Galeano e garantir que recebam seu castigo (porque assim será, que não se enganem).

A busca paciente e teimosa procura a verdade, não o alívio da resignação.

A justiça grande tem a ver com o companheiro Galeano enterrado.

Porque nós nos perguntamos não o que fazer com sua morte, e sim o que devemos fazer com sua vida.

Desculpem se entro no pantanoso terreno dos lugares-comuns, mas esse companheiro não merecia morrer, não assim.

Todo seu esforço, seu sacrifício cotidiano, pontual, invisível para quem não estava entre nós, foi pela vida.

E posso dizer-lhes que foi um ser extraordinário e além disso, e isso é o que maravilha, existem milhares de companheiras e companheiros como ele nas comunidades indígenas zapatistas, com o mesmo empenho, idêntico compromisso, igual clareza e um único destino: a liberdade.

E fazendo contas macabras: se alguém merece a morte é quem não existe nem existiu, a não ser na fugacidade dos meios de comunicação vendidos.

Já nos disse nosso chefe e porta-voz do EZLN, o Subcomandante Insurgente Moisés, que ao assassinar Galeano ou qualquer dos zapatistas, os de cima queriam assassinar o EZLN.

Não como exército, mas como rebelde teimoso que constrói e levanta vida onde eles, os de cima, desejam a aridez das indústrias mineiras, petroleiras, turísticas, a morte da terra e daqueles que nela moram e trabalham.

E disse que viemos, como Comando-Geral do Exército Zapatista de Libertação Nacional, desenterrar Galeano.

Pensamos que é preciso que um de nós morra para que Galeano viva.

E para que esta impertinente que é a Morte fique satisfeita, no lugar de Galeano colocamos outro nome, para que Galeano viva e a Morte leve não outra vida, e sim somente um nome, umas letras vazias de sentido, sem história própria, sem vida.

De modo que decidimos que Marcos deixa de existir hoje.

Vão levá-lo Sombra, El Guerrero e Lucecita para que não se perca no caminho. Don Durito vai com ele, e também o Velho

Antônio.[13] Não sentirão saudades as meninas e meninos que se juntavam para ouvir suas histórias porque já são grandes, já têm juízo, já lutam pela liberdade, pela democracia e pela justiça, tarefas de qualquer zapatista.

O gato-perro,[14] e não um cisne, entoará o canto da despedida.

E, no fim, aqueles que entendem saberão que não se vai quem nunca esteve, nem morre quem não viveu.

E a Morte irá enganada por um indígena com o nome de Galeano na luta, e nestas pedras que colocaram no seu túmulo voltará a andar e ensinar, a quem se deixe, o básico do zapatismo, ou seja, não se vender, não se render, não vacilar.

Ah, a morte! Como se não fosse claro que, aos de cima, ela os libera de toda a corresponsabilidade, a não ser a oração fúnebre, a homenagem cinzenta, a estátua estéril, o museu controlador.

A nós? Bom, pois a nós a morte nos compromete pelo que tem de vida.

Ou seja, que aqui estamos, enganando a Morte na realidade.

Compas:

Dito todo o anterior, sendo 02:08 de 25 de maio de 2014 na frente de combate sul oriental do EZLN, declaro que deixa de existir aquele conhecido como Subcomandante Insurgente Marcos, autodenominado "subcomandante de aço inoxidável".

É isso.

Através da minha voz não falará mais o EZLN.

Ok. Saúde. Até nunca... ou até sempre, quem entendeu saberá que isso já não importa, que nunca importou.

De La Realidad zapatista,

13 Personagens zapatistas das estórias escritas pelo então Subcomandante Insurgente Marcos. [N.T.]

14 Decidiu-se manter aqui a designação paradoxal na língua em que foi cunhada pelo Subcomandante Insurgente Marcos. [N.T.]

Subcomandante Insurgente Marcos

México, 24 de maio de 2014.

P.S.1: Game over?

P.S.2: Xeque-mate?

P.S.3: Touché?

P.S.4: Por aí se veem, raça, e mandem tabaco.

P.S.5: Mmh... então é isso o inferno... Este Piporro, Pedro, José Alfredo! Como? Por machistas? Nah, não acredito, se eu nunca...

P.S.6: Ou seja, quero dizer, sem a colcha de retalhos, já posso andar pelado?

P.S.7: Ouçam, está muito escuro aqui, preciso de uma luzinha

(...)

(Escuta-se uma voz em off)

Tenham uma boa madrugada, companheiras e companheiros. Meu nome é Galeano. Subcomandante Insurgente Galeano.

Alguém mais se chama Galeano?

(escutam-se vozes e gritos)

Ah, então por isso me disseram que, quando nascesse de novo, faria em coletivo.

Então que seja.

Boa viagem. Cuidem-se. Cuidem-nos.

Das montanhas do sudoeste mexicano
Subcomandante Insurgente Galeano
México, maio de 2014

Tradução Cassandra Assis

PELA

VIDA

MARIANA LACERDA E PETER PÁL PELBART

ENTREVISTAM

JÉRÔME BASCHET

E

ROCÍO NOEMI MARTHA MARTINEZ GONZALEZ
"TS'UJUL"

Rocío Noemi Martha Martinez Gonzalez "Ts'ujul" e Jérôme Baschet nos receberam em sua casa, em San Cristóbal de las Casas, no sudoeste mexicano, em uma noite de outubro de 2019. Ambos são profundos conhecedores do movimento zapatista e de sua história, e estão ativamente implicados em suas ações e posições. Várias perguntas apresentadas ao longo dessa conversa, embora enunciadas por nós, foram previamente coletadas junto a Eduardo Viveiros de Castro, Déborah Danowski, Laymert Garcia dos Santos, Stella Senra, Jonnefer Barbosa, Alejandra Riera, Patricia Cornils e Vladimir Safatle. Elas tinham sido elaboradas tendo por destinatário o Subcomandante Insurgente Galeano. Só depois de recolhidas soubemos que, desde a morte do personagem Marcos, seu sucessor não mais concedia entrevistas. Mas Rocío e Jérôme se revelaram interlocutores mais que preparad@s e divertidos para responder não só às mesmas perguntas, mas a muitas outras.

MARIANA: A primeira pergunta: por que o nome caracol?

ROCÍO: O caracol é a forma da espiral e da profundidade. O que eles, zapatistas, explicaram é que é uma maneira de ir pelo tempo, para dentro e para fora, para o passado e também para o futuro. Na verdade, o caracol é uma forma que os maias antigos utilizavam para representar o zero, o número zero. Quando mudou o nome de Aguascalientes, em referência à Revolução Mexicana, para caracol, (...) é a forma do caracolzinho pequeno que existe nos Altos [de Chiapas], mas também o caracol que vai lento, mas avança. Então é o pequeno caracol, com suas anteninhas ao sol. Mas no mar é a grande concha marinha que convoca toda comunidade, é a concha que soa "uuuuuuu" e que convoca a comunidade quando há um evento importante. Antes que soassem os sinos das igrejas, soava a concha do mar. Ela ainda é usada para convocar as coisas mais importantes. Então a ideia do caracol é convocadora, é uma ideia de tempo e é uma ideia do contato entre fora e dentro. As pessoas que vêm de fora, mas também o interno, que se encontra em um ponto e depois volta... Há aí como um movimento contínuo. O caracol é, portanto, uma ressonância não somente do tempo, mas também de um som que as pessoas reconhecem e sabem que algo importante as chama. Os chamados dos rituais indígenas se fazem com o *Ok'es* – assim se chama a concha do mar. E quer dizer guincho dos animais. É o antigo canto do jaguar, mas também o canto dos pássaros. É uma fusão de realidades distintas, de mundos diversos que compõem a diversidade da natureza maia nesse canto. É o guincho que desperta os mortos em algumas festas para que lembremos quem somos e quem são nossos ancestrais também. É muito significativo que "caracol" seja o nome dos espaços que são aglutinadores do mundo externo às comunidades indígenas, mas que o zapatismo também chama para a luta. Eu diria isso, mas talvez o Jérôme tenha mais alguma coisa a dizer sobre o caracol.

MARIANA: Eu vi no centro dos caracóis um pequeno coração.

ROCÍO: Sim, o coração é também como o coração do tempo. O caracol é também algo simples, não é complicado. A forma do caracol, que vai construindo lentamente as coisas, tem a ver com, digamos, uma certa afetividade. Então talvez isso tenha uma relação. Mas existem variações enormes, temos representações de caracóis com *pasamontañas* (risos)... as subjetividades que identificam as pessoas que são parte do movimento. Mas em si, isso: *Puy* em tzotzil e *Ok'es* em tzotzil e em tzeltal – são estas duas formas de montanha e de selva que de todas as maneiras se traduzem em caracol para nós, mas nas suas modalidades diferentes.

PETER: Muito lindo. Eu queria fazer uma pergunta mais ampla: Vocês consideram os caracóis zapatistas como um território fora do capitalismo?

JÉRÔME: Primeiro não seriam somente os caracóis, mas os centros regionais de organização de toda a autonomia. A pergunta seria sobre o conjunto dos territórios autônomos rebeldes zapatistas. Os próprios zapatistas responderam claramente a isso. Em 2013 aconteceu a escolinha zapatista, convidaram milhares de pessoas para estar na comunidade com eles, para aprender um pouquinho de autonomia. Nós participamos disso. E cada pessoa convidada, cada aluno da escolinha, tinha o que eles chamavam de seu *votán*, seu guardião. *Votán* é o guardião do povo e, nesse caso, era alguém que nos cuidava. Para cada pessoa convidada – no total foram cinco mil pessoas, em várias sessões –, cada um tinha seu *votán*, seja homem ou mulher, para cuidá-lo, para explicar tudo. Para dizer: vamos responder a todas as suas perguntas. E aqui temos algo importante em relação ao que dizíamos antes. Explicitamente eles disseram que os *votanes* são, durante este tempo, todos/todas porta-vozes do EZLN, ou seja, o que dizem é a palavra de todos. Por isso também tomam muito cuidado com o que falam, porque compromete um grande coletivo. Mas aí cada *votán* era a voz do EZLN. A Rocío teve seu *votán*, eu tive o meu *votán*. O meu *votán* me disse explicitamente, talvez porque eu fiz a mesma pergunta que vocês me fizeram (risadas): "nós sabemos que estamos no meio do capitalismo, vivemos no meio". Ele está por toda parte, nos rodeia, nos ataca, coloca sua geladeira de coca-cola nas nossas lojas; estamos no meio, somos agredidos. O Estado também é parte disso e nos agride, assim como os grupos paramilitares que são fomentados pelo mesmo Estado. E estamos no meio; isso nos permeia. Chegam os celulares, chegam todos os projetos, os avanços da agricultura industrial etc. Estamos no meio de tudo isso, não podemos dizer que estamos fora. Inclusive ele me disse que exatamente por isso precisamos do dinheiro, pois necessitamos comprar as coisas fora e, assim, também precisamos vender algumas coisas, para poder comprar as coisas de que precisamos. Somos parte dele, necessitamos do capitalismo... Não necessitamos, mas estamos no meio. Mas ao mesmo tempo o objetivo é construir uma organização coletiva que trate de subtrair-se, de resistir a todos os ataques, àquilo que se pode chamar de frente de mercantilização que avança por todas partes. Eles procuraram resistir a isso e também construir ou defender sua própria forma de vida baseada em outros valores que são os da comunidade, os da cooperação, do apoio mútuo e de todas as práticas coletivas da comunidade. A autonomia seria isso, tratar de fomentar, de defender e de fortalecer uma forma de vida que responde a valores que não são mercantis, que não são capitalistas. Trata-se de um esforço para desfazer-se das lógicas capitalistas, mas numa realidade que está no meio desta dominação sistêmica que nos está invadindo por todas partes. Esta foi a resposta do meu *votán* à sua pergunta.

ROCÍO: Claro, claro, estou completamente de acordo.

PETER: A insurgência armada é uma opção para o movimento autonomista, seja mexicano ou mundial?

ROCÍO: Eu acho que desde o começo existe uma ideia do então, ou agora finado (risadas) Subcomandante Marcos, que sua meta máxima é desaparecer enquanto exército, enquanto soldado. Essa via [militar] não é possível. Na verdade, desde o começo, tudo que o zapatismo fez foi feito para construir. Insisto, nos CompArte,[1] em

1 Festival zapatista de artes que teve duas edições, uma em 2018 e outra em 2019. [N.T.]

todas as atividades criativas de que participamos, apostamos sempre na construção e na vida, inclusive na hora na morte.

Isso é algo que o EZLN tem muito claro. O mais importante é que eles desaparecessem como exército, porque este não é o caminho que eles privilegiam, de nenhuma maneira. No entanto, tiveram que existir para cuidar dos projetos sociais. Vimos o massacre de Acteal[2] em 1997, que foi terrível, e outros massacres que ocorreram em espaços de organização dos povos que em suas tradições tinham uma aproximação com a Igreja e com movimentos como a Teologia da Libertação, mas não tinham quem os defendesse. As ações contra eles foram devastadoras. No caso do EZLN, acho que eles pensaram duas vezes antes de entrar nesses territórios defendidos com armas, com este exército que se autodenomina o exército do povo, que acompanha todos os processos de desenvolvimento e organização civil que, até agora, com o Congresso Nacional Indígena, é parte do acompanhamento para proteger as pessoas. Mas de nenhuma maneira é a via privilegiada.

JÉRÔME: Depois de 1994 todo o esforço dos zapatistas foi para a construção cívica ou de iniciativas civis, seja no México ou a nível internacional. Principalmente a construção da autonomia. Todo o sistema de autonomia é propriamente civil, ou seja, está separado claramente da estrutura militar. Em nenhum momento, tanto nos eventos nacionais como internacionais organizados durante todos esses anos, em nenhum momento incitaram as pessoas à luta armada. Em nenhum momento, em absoluto. A sugestão às pessoas era: organizar-se. "Organizem-se". Nunca deixaram de dizer isso. Tomaram a iniciativa para criar redes de luta, de resistência, tanto no

2 O massacre de Acteal consiste no assassinato de 45 homens, mulheres e crianças no povoado de Acteal, em Chiapas. [N.T.]

âmbito nacional, com a *Otra Campaña*[3] a partir de 2005-2006, como no âmbito internacional, mas isso de maneira totalmente civil. Porém ao mesmo tempo dizem claramente que aquilo que puderam construir com esta autonomia civil se deve a um levante armado, que [continua] até hoje. Porque nunca se resolveu o conflito com o Governo Federal mexicano. Então continuam com as armas como uma opção defensiva. Está claro: sem esse elemento de autodefesa provavelmente não existiriam. Mas, claramente, a via armada em si mesma não é o que se está promovendo, em momento algum.

MARIANA: Eu não vi em nenhum momento um desenho com armas.

JÉRÔME: Bom, desde 1994 não apareceram armados em público. Em todos os eventos, pode ser que estejam os membros do EZLN, mas só carregam consigo bastões, nunca aparecem armados.

ROCÍO: Continuam no imaginário, né? O que eles recriam nos bordados, nas pinturas, a reprodução de imagem deles mesmos, não dá para imaginar que se trata de uma guerrilha. São sempre processos construtivos cheios de afetividade, de coisas engraçadas, de caracóis com *pasamontañas*, de borboletas com *pasamontañas*, de flores. Tudo é, digamos, uma "floritude". É de uma alegria paradoxal.

MARIANA: Há uma poética.

ROCÍO: Claro, está cheio de poesia, cheio de festa. Na verdade, um dos princípios organizativos é a festa, porque é uma coisa que vem do profundo fazer dos povos. Disso eles não se esqueceram e é o que regenera a vida. Depois do massacre de Acteal não entendíamos aqueles que acompanhavam os processos das crianças desterradas, das

3 Ver nota 1, p.27.

pessoas desterradas, das comunidades que haviam perdido seus familiares nesse massacre. Porque repetiam cenas de teatro que reproduziam este momento, e depois era a festa. Era uma incongruência total. Havia psicólogos, mas eles nem entendiam a língua, nem podiam se comunicar com as pessoas. Então suas próprias dinâmicas terapêuticas ocorriam através desses encontros festivos, que reproduzem os teatros de sua história, e que fazem ver nessa história o sofrimento que vivem, mas não para ficar nele, para superá-lo. E as armas não estão no meio disso? Para nós a vingança não existe, queremos justiça. E isso muda completamente a imagem que temos dos povos armados que estão numa reivindicação ideológica de uma coisa que é como um objetivo imutável. Não, aqui tudo muda com o tempo. Não se pode calcular e vai no sentido da criatividade e das alegrias de viver. Isso é impressionante. Como no caso do seu filme [*Gyuri*]. É encontrar os outros para ter esta força, para que aqueles que vêm de fora, que acreditávamos que vínhamos ajudar, acabamos sendo ajudados por este processo que tem uma força em si. [A força] não está nas armas, mas na possibilidade de reconstituir-se como pessoa e como coletividade; nessa força do povo que ainda existe e que é totalmente anticapitalista. Não porque seja construída no conceito, mas porque está construída na história.

PETER: Vocês certamente tornaram mais visíveis a população e a comunidade indígenas. Mas não conseguiram que elas sejam consideradas em pé de igualdade pelo Estado mexicano, contrário à inclusão. Como pensam resolver esse paradoxo, de buscar o reconhecimento onde parece impossível consegui-lo sem imaginar uma refundação de base?

ROCÍO: Está falando do conhecimento de Estado. Do paradoxo.

JÉRÔME: Mas a pergunta é para os zapatistas, né?

PETER: Está dirigida às pessoas, aos zapatistas, aos simpatizantes.

ROCÍO: Eu acho que tem a ver com os acordos de San Andrés. Eles não fracassaram em absoluto. Ao contrário. Eu acho que essa problemática diz respeito a um momento da história do zapatismo, quando se propunha a um diálogo com o governo visando um reconhecimento do direito e da cultura indígenas. Inicialmente era isso, mas abarcava muitos pontos mais. A coisa se bloqueou nos direitos e culturas indígenas, porque assinaram um acordo com o governo, os acordos de San Andrés, de 1996, que o governo traiu. Então eles não [podiam ficar presos] nessa traição. Depois eles fizeram a marcha à Cidade do México para dizer: "Aqui estamos, os da cor da terra, nos reconhecemos nessa bandeira que tem um escudo de armas, nesse mundo *mexica* antigo. Aqui estamos, os da cor da terra, e nunca mais queremos estar fora dessa bandeira, nunca mais um México sem nós." A *comandanta* Esther falou no Parlamento, mas não a reconheceram nessa visita. Os deputados faziam piadas da indígena usando *guarache*,[4] esperavam que falasse Marcos, não uma indígena, que teve um discurso maravilhoso... [Foi] muito emocionante ver essa mulher falar. Para não alongar a resposta, seria bom que vocês tivessem esse discurso, pois colocava sobretudo a questão da indigeneidade e do direito desses povos de exercer sua cultura como tal, sem ser considerado um anacronismo. Mas era mais do que isso: era toda a questão da autonomia e dos territórios, porque aqui há muitas riquezas. A natureza de Chiapas particularmente – tem água, petróleo, recursos naturais importantes não só para o México. Mas, sobretudo, a ideia da autonomia e de administrar seus próprios territórios, sem dúvida, fez muito barulho. A autonomia é algo que implica em liberdade, de organização e de possibilidade

4 Tipo de calçado artesanal que consiste numa sola de couro ou borracha, preso ao pé por tiras de couro ou de outro material. [N.T.]

de autogoverno... algo que não era fácil [de ser aceito]. Houve uma contrarreforma e os zapatistas não aceitaram. Quando visitaram a Cidade do México, propuseram partir dos acordos de San Andrés, mas o governo não aceitou. Então os zapatistas voltaram e disseram: "Bom, se vocês não nos reconhecem, nós vamos reconhecer a nós mesmos (risadas), e vamos criar os caracóis, nossas instâncias civis, e rompemos o diálogo com vocês". Perderam, porque podiam ser parte dessa construção. Houve a traição de Zedillo, que começou a perseguir as figuras principais da direção [zapatista]. Toda uma perseguição contra um suposto personagem identificado com a figura do Subcomandante Marcos. Por falar nisso, nosso perseguidor de agora é o secretário de Educação Pública do Governo de AMLO. Há coisas que vêm de uma longa história de falta de reconhecimento. "Ele não fracassou em absoluto" (risadas). A virada é: "Bom, se não temos esse reconhecimento, e temos na OIT, no artigo 169 da ONU, e o direito do autogovernar-se, enfim, todos esses parâmetros, de todas maneiras nosso direito nós nos damos, o direito de nos auto-organizar." De construir nossos conselhos de governo, nossas instâncias civis, nossas organizações com as autoridades municipais, que também são nossos conselhos, a organização com as mulheres, tudo isso se transformou numa coisa enorme que o governo jamais calculou, nem os zapatistas (risadas). Só depois se deram conta do que eram capazes de fazer.

JÉRÔME: A criação dos caracóis e dos conselhos de governo que ocorreram em 2003 foi a resposta a 2001, quando ocorreu a marcha à Cidade do México e quando, finalmente, o Parlamento aprova uma reforma constitucional que não era a esperada pelos povos indígenas e que tinha sido pactuada nos acordos de San Andrés. Numa tradição do Poder Legislativo, todos os partidos, inclusive os de esquerda, votaram nessa reforma, em vez de votar na lei que estava preparada para ser implementada segundo os acordos de San Andrés. Ao não conseguir o reconhecimento constitucional dos acordos de San Andrés em 2001, a resposta dos zapatistas em 2003 foi: "Se eles não querem nos reconhecer, nós vamos nos reconhecer nos nossos territórios". Isso é a autonomia que fazemos no meio do capitalismo e de tudo o que há. Fazemos e pronto.

MARIANA: Há algo que protege o território? Alguma lei que diga que o território é indígena?

JÉRÔME: Há os tratados internacionais da Organização Internacional do Trabalho e da Organização das Nações Unidas, ou os direitos dos povos indígenas. Na Constituição mexicana, sim, existe algo que reconhece a terra pluriétnica e os direitos indígenas (na teoria, mas não os pontos precisos). Podemos invocar isso inclusive ao nível da Constituição. Quanto aos zapatistas, há situações estranhas. É que o Parlamento, a partir de 1995, criou um marco legal do diálogo com o Exército Zapatista. O EZ foi reconhecido como força com demandas sociais legítimas e nesse marco se fez o diálogo com o Governo Federal que resultou nos acordos de San Andrés – acordos que finalmente não se aplicaram, não foram colocados na norma constitucional; mas essa lei permite o diálogo. O diálogo foi suspenso, mas nunca se cancelou definitivamente. Ou seja, esta lei ainda existe e, portanto, de certa maneira, é um marco legal que protege os zapatistas porque continua vigente, é uma força social reconhecida.

MARIANA: Já não há comandante? Ou sim?

ROCÍO: Sim, há um comandante. A comandância-geral... Mas deixa ela terminar a pergunta.

MARIANA: Como funciona o sistema, a estratégia dos zapatistas? É um comando coletivo? É uma representação ou são várias? O poder não está concentrado? Existe ou não mando?

ROCÍO: (risadas) Temos que explicar a separação dos dois.

JÉRÔME: O EZLN começou como um exército, como uma organização político-militar clássica, como as guerrilhas [no continente americano]. Há esta organização que continua existindo com a sua parte militar e há a autonomia que se construiu com os municípios autônomos, os conselhos de bom governo, tudo isso principalmente depois de 2003. Claramente isso é uma organização civil, ou seja, as pessoas elegem suas autoridades, aqueles que são parte da organização como militares não podem participar. Isso é o que querem desenvolver, essa parte civil. A maioria dos zapatistas não são militares, são pessoas, civis que vivem nos seus povoados, cultivam suas terras etc. A organização, se retorno ao EZLN, é uma organização militar, político-militar. Então há [co]mandos militares que são os mais altos – os subcomandantes. Antes de 1994 só havia um, Marcos, depois Galeano, mas há alguns anos o principal dirigente do EZLN é o Subcomandante Moisés, um indígena tzeltal. Nessa parte os zapatistas sempre disseram que, como exército, não são democráticos. São verticais, há uma cadeia de mando, por mais que o seu objetivo seja criar uma organização democrática. O mais horizontal é a organização da autonomia civil. Mas, também pelas circunstâncias, tudo isso está em inter-relação com uma organização hierárquica, com um mando claro, porque é militar. Mas também temos que adicionar que essa organização é político-militar, portanto tem seus mandos militares. A partir de 1993 criaram uma instância que é o Comitê Clandestino Revolucionário Indígena (CCRI) onde estão os comandantes – é o órgão político que dirige o EZLN. Aí estão os comandantes. São muitos, comandante Tacho, David, Esther, a comandanta Ramona... Mas não são militares. Justamente, são cargos civis, não da autonomia, mas da organização como tal... Não são militares. Em síntese, o que querem fazer é a autonomia, que é uma organização mais horizontal, com o princípio do mandar obedecendo. Quem tem um cargo, quem recebe um cargo da comunidade tem uma certa função, tem que tomar decisões sobre como agir, organizar, impulsionar, mas vão fazê-lo sob a perspectiva do princípio de mandar obedecendo, porque estão obrigados a obedecer, a consultar e a respeitar as opiniões e decisões da comunidade. Por outro lado, a parte militar é uma estrutura vertical que, tomara, desapareça o mais rápido possível. E o complicado é que as coisas nunca são tão simples. No zapatismo há estas duas coisas. Podemos pensar que estão totalmente separadas. Na verdade, os próprios zapatistas disseram, um ano depois de criar os conselhos de bom governo fizeram um balanço, um informe, e aí disseram: "Nós dissemos que as duas coisas estavam separadas, mas não funciona assim, porque na parte da organização, tanto os comandantes como os mandos também tratam de interferir na construção cívica da autonomia, e isso não está bem". Então fizeram reflexões, críticas etc. Temos que evitar isso. Mas também é inevitável por razões um pouco lógicas, no sentido de que as autoridades organizam a vida coletiva no nível dos municípios, também no nível regional com os conselhos de bom governo, mas o zapatismo como organização global tem que tomar decisões a nível nacional e internacional – isto é, a organização como tal que decide. É normal que tenham suas intervenções, que tomem suas decisões. É uma situação delicada, na qual há interferência entre estas duas estruturas. Esperamos que caminhem num sentido de dar cada vez mais espaço para a parte civil e mais democrática, e não à outra.

PETER: Mas esta terceira instância que você mencionou, como se chama?

ROCÍO: O CCRI, Comitê Clandestino Revolucionário Indígena.

PETER: Eles estão como que no meio?

JÉRÔME: Eu diria que é parte da organização.

PETER: A estratégia mais global viria dessa instância, mas com as conexões?

ROCÍO: É que não é harmônico. Também não estamos em uma situação de poder saber. O que vemos, o que eles vão fazendo nas declarações, todas as dificuldades que há, isso tem que ser pensado no meio de ofensivas permanentes. Quem toma as decisões para responder ou não a estas ofensivas seguramente não é a parte civil, porque são estratégias de resposta de outra natureza. Mas isso se faz paralelamente à construção cívica – isso é o mais incrível. Mesmo quando há todas estas ofensivas que teriam uma resposta militar, ao contrário, há respostas civis e proteção militar de outros tipos que também não sabemos. Mas como diz o próprio EZ: "Não idealizem, não nos idealizem. Não necessitamos que nos idealizem, mas queremos que entrem nesse processo de construção". Mas não nos dão muitos elementos para saber como funcionam nem para saber quantos são, o importante são os efeitos. As transformações dentro dos mesmos territórios autônomos e a diferença entre os territórios autônomos e os territórios de partidos. Essas são diferenças radicais na construção da vida, na construção de tudo isso que é como uma desarmonia permanente entre o vertical e o horizontal, como um terremoto. Tenho a impressão que faz você se sentir vivo e muda o seu corpo e a mente, e sobretudo o coração.

MARIANA: E o espírito. Agora uma pergunta cuja resposta será bom ouvir de vocês, nas palavras de vocês. Como a ideia de uma floresta inspirou o zapatismo, entendendo a floresta como um sistema que talvez não se domina?

ROCÍO: (risadas) A mãe é a selva, é sobre isso que temos que conversar.

MARIANA: Mas também é um sistema que se autoajusta, se autocolabora, mesmo que haja espécies que comam outras espécies, a floresta é um sistema que se autoajusta para se manter viva. Isso é uma inspiração para o zapatismo?

ROCÍO: Quer responder?

JÉRÔME: Não.

ROCÍO: (risadas) O que acontece é que a geografia, a história e a Mãe Terra são parte da construção do zapatismo. O zapatismo não nasce sem história. Tem algo a ver com a história – foi o que disse também a comandanta Esther num momento e também no último encontro de mulheres: somos como uma selva onde há diferentes tipos de árvores e montanhas.[5] Mas o encontro se deu num ponto intermediário entre a montanha e a selva. Não podemos esquecer que os territórios zapatistas não estão somente na selva, estão também nas montanhas. E aí estão as subjetividades que criam as mães da montanha e as mães da selva. A mãe da montanha está identificada com a parte civilizada, conquistada, violada e submetida pelo cristianismo. Mesmo assim, consegui identificar uma Madre paxiona que é uma Crista que vai reivindicar a história indígena através dos sofrimentos que viveu Cristo, mas agora em Crista. E, por outro lado, está a indomável mãe da selva, a bruxa, a inconquistável, a que sabe os feitiços mágicos para poder continuar existindo, a que

5 Ver texto a partir da p. 129 deste livro.

manda os trovões para fazer tremer as montanhas e o céu para que tenhamos o que comer. Há um equilíbrio entre os territórios da montanha e da selva. No zapatismo existe realmente uma chamada "interzona" onde se trocam os produtos das diferentes regiões para que as produções lhes proporcionem, não a totalidade da suficiência alimentícia – porque, como já dissemos e eles mesmos dizem, precisam do dinheiro para comprar, vestir (mas eles fazem suas próprias vestimentas, têm suficiência alimentícia básica, o milho, a *tortilla*, a abóbora) –, mas a parte do feijão [sua flor], por exemplo, um tipo de flor que se chama Chenek Botil, que é uma verdura bastante nutritiva. Esses intercâmbios entre os territórios convocam os territórios zapatistas, porque há nesses territórios esta diversidade de tipo de produção, que dá a suficiência alimentícia por um lado e, por outro, também a produção para poder confeccionar sapatos de couro, de algodão... Ah! Pois já temos a prova posta nos seus próprios pés! Eu estava vendo, são muito bonitas suas botas zapatistas [aponta para as botas de um dos entrevistadores]. Então, nesse sentido não é só mito. O mito fica nas narrativas dos carnavais, das festas, de tudo aquilo que é também um processo organizativo de distintas territorialidades, onde o zapatismo foi reconhecido, e assim se consolidou uma força da boa tradição. Coisas como o álcool são suspensas, pois deterioram as relações, as organizações, tudo aquilo que eles chamam de elementos que fazem perder a consciência. A festa é o momento no calendário quando nos encontramos para recolher produtos, como o café. O café é um elemento bastante recente, de uns 20-30 anos. Agora temos o café orgânico zapatista distribuído em muitos lugares. Esse café é para a venda, não para o consumo próprio, pois os ajuda a comprar o que não produzem. Esta ideia da selva e de todas as entidades que são parte de uma integração da pessoa aos nomes antigos de suas comunidades, nomes que foram considerados do diabo e que eles ainda conhecem e revelam num ritual anual. É o ritual que une o final com o início do ano maia. Mas tudo está intercalado com o calendário cristão, então, muitas vezes, dependendo de como você vê, são como camadas sobrepostas da história. Depende da que você tira; se você tira a cristã, você vê a cristã; se você tira a da selva, você vê a da selva; se você tira a da montanha, são as multiplicidades que os antropólogos chamam de ontologias múltiplas – que permitem construir a pessoa, ter o espaço de reflexão para dizer "fomos isso, mas agora o que queremos ser?". Isso permite refletir sobre uma transformação política muito consciente no zapatismo, que talvez esteja presente em outras comunidades não zapatistas, que compartilham e se veem como irmãos, apesar da parte política, que é diferente. Porque estas mesmas ontologias diferentes permitem dizer que esses, que antes eram nossos inimigos, os negros, os *caxlanes*,[6] todos os que vinham de fora, agora não são mais, agora são nossos irmãos, como irmãos mais velhos que nos ajudam a entender coisas, com quem podemos sentir que construímos um mundo diferente. Evidentemente, a Mãe Terra toma um lugar muito importante nas figuras das subjetividades femininas que são as que dão o nome ao mundo antigo, de antes da chegada dos espanhóis. Quando chegam os espanhóis, já não se chamam assim, com os nomes dos animais, com o nome dos raios ou das entidades do universo, já são os filhos de... Pedro, o filho da pedra. Sabem que era a mãe antiga, que além de tudo não se diz o nome. Há uma soma, como uma fórmula matemática que faz com que os povos saibam qual é o nome. É uma enorme complexidade, porque eles têm que se esconder para continuar vivendo. Então este é o segredo que ainda existe nas festas, principalmente nas festas relacionadas com este tempo de transformação e que determinam o calendário agrícola. Porque implica a subsistência em todos os ní-

6 No México significa mestiço. Também se utiliza para designar pessoas brancas, de alto nível social e que não são indígenas. Pode significar também estranho, forasteiro, estrangeiro. [N.T.]

veis – não somente o alimentício, mas o existencial enquanto índio. Porque, sim, a gente gosta de ser o que é. Assim queremos ser. Não queremos ter vergonha do que somos. Aí recuperamos essa "*indianidade*", reconhecendo que isso tem seu lado bom – não como quiseram fazer na escola, ensinando que tivéssemos vergonha de tudo isso. A mãe selva é a mãe indomada, e a mãe da montanha é a mãe violada. Mas as duas juntas constituem a totalidade do universo que eles chamam *Osil Balamil*, que significa a totalidade do mundo onde estamos contidos. E precisamos das estratégias para vivermos juntos, depois também com os de fora.

MARIANA: (para Rocío) Onde você se encontrava quando conheceu a *Lei Revolucionária de Mulheres*?

ROCÍO: Conheci a *Lei Revolucionária de Mulheres* muito depois de ter conhecido o zapatismo. Acho que foi no Primeiro Encontro de Mulheres da Garrucha, em dezembro de 2007, que soube o quanto essa lei tinha sido indispensável para evitar o consumo de álcool nas comunidades zapatistas, o que me impressionou muito e me fez enxergar a força das mulheres antes mesmo do levante.

MARIANA: Que significado para você tem esta lei?

ROCÍO: A primeira lei foi criada em 1993, mas em 1996 foi ampliada em mais de 30 pontos, coisa que soubemos na Escuelita Zapatista quando publicaram os textos de *A liberdade segundo @s zapatistas*, em 2013.

Para mim, tanto o primeiro momento da Lei como sua ampliação me fizeram pensar na determinação das mulheres em cuidar-se, e saber que temos nossa própria força. É uma maneira de engrandecer a luta conjunta com os homens. Pois as mulheres falam de problemáticas mais profundas (em grupos não mistos), que muitas vezes os homens não abordam, por serem eles os que, por tradição, têm o papel público de "protetores" e "provedores" das coisas necessárias para viver – e subestimam a possibilidade das mulheres de nos cuidarmos por conta própria e ter nossa autodeterminação (como agora o fazem as gerações das meninas Defensa Zapatista e Esperanza).

Na história antiga do mundo indígena mesoamericano, eram as mulheres que davam o sobrenome de família. Depois da conquista, foi o sobrenome do homem, do "patrão", que se impôs. A força do nome materno, geralmente associado a fórmulas de nomes de animais e entidades anímicas ou aos fenômenos naturais, permaneceu secreta. A conquista modificou o papel das mulheres, que antes tinham a função de *capitanas* e eram consideradas mulheres-deusas, nas narrativas que ainda circulam entre as que participaram das diferentes rebeliões indígenas.

MARIANA: Como ter tido conhecimento desta lei e dos processos que a fizeram nascer tem transformado suas relações pessoais, familiares? Como imaginar que esta Lei nos ajuda a imaginar que "o acordo é lutar, e lutar é viver"?

ROCÍO: No zapatismo, com essas leis mudam as relações, porque se rompe a "ideia tradicional" do papel das mulheres nas relações conjugais e da família extensa, frente à nova sociedade em construção. Não tem sido fácil para os homens, tanto no campo como na cidade, transformar seu imaginário e a ideia de que as mulheres têm que ser cuidadas. Mas como o demonstrou aquele encontro de mulheres de 2007, e os testemunhos de meninas zapatistas, estudantes zapatistas, jovens zapatistas, mães zapatistas, avós zapatistas, ocupantes de cargos e insurgentes zapatistas – cada uma tem um papel na vida cotidiana. Cada uma delas se posiciona nas histórias conforme suas idades e geografias as colocaram em um lugar diferente. Ser zapatista é o que as une, embora cada uma exista em seus trabalhos cotidianos e em suas histórias de vida de formas muito diferentes – como a imagem da floresta sobre a qual nos falaram as companheiras no Encontro das Mulheres que Lutam de 2018.[7] Assim cada qual tem seu lugar e por isso não há necessidade de competir (nem ser como os homens), pois cada uma assume que o escolheu por si mesma e o que lhe outorga a comunidade (nesse caso, a responsabilidade é coletiva, e todas devem se ajudar para cumprir da melhor maneira o seu cargo). Por isso o *hermanamiento* acontece com uma cumplicidade estreita nos coletivos das cooperativas de diferentes municípios rebeldes. As cooperativas de mulheres demonstram uma grande capacidade organizativa delas, proporcionando um lugar de sustento importante para a família. Também nos trabalhos coletivos nas barracas, nas mercearias, onde se vendem frutas e diversos produtos nas lojinhas zapatistas. As mulheres têm um papel importantíssimo na saúde, especialmente como parteiras que valorizam o modo antigo de dar à luz, mas com todos os cuidados necessários para a vida da mãe e d@s bebês e que não existem nos hospitais da cidade para as mulheres indígenas.

Na Escuelita Zapatista, minha guia e guardiã (*Votana*) era uma das responsáveis pela clínica Comandanta Ramona em La Garrucha. Enquanto ela estudava conosco os livros, seu esposo se encarregava de cuidar dos cinco filhos que vinham vê-la juntos quando ela acabava a aula. Isso não é frequente nas relações das comunidades tradicionais não zapatistas, por isso as mulheres zapatistas têm sido uma inspiração e um exemplo para as não zapatistas, que veem que não somente as mulheres não apanham de seus maridos como dividem as funções conforme o interesse comum da família e da comunidade. Ter um cargo comunitário não tem sido fácil para elas, porém com as novas gerações se vê que até o corpo das mais jovens

7 Ver p. 129 deste livro.

mudou, que olham direto nos olhos, coisa antes impossível, e que a segurança e a integridade das mulheres as tornam mais bonitas e respeitáveis, diferentemente do corpo das avós que sofreram humilhações e castigos nas fazendas, conforme os relatos delas mesmas no encontro de 2007 e em outros, como no livro *El pensamento crítico frente a la Hidra Capitalista* (2015).

As mulheres zapatistas são muito diferentes hoje, sobretudo as meninas. Eu me espelho nelas e, se levo em conta os anos desde a minha chegada em Chiapas, em 1995, sinto que me transformei de diversas maneiras, próximas aos processos que elas nos mostraram. Não me reivindiquei feminista, mas como uma mulher que luta, como elas, ainda muito próxima de distintos processos e grupos de mulheres feministas que admiro e aprecio muitíssimo. Penso ainda que os espaços onde nós, mulheres, atuamos têm uma capacidade criativa sem medo de se reconfigurar em permanência, e talvez isso tenha permitido que agora sejamos nós, mulheres, que vamos puxar processos de reflexão com outras metodologias, que têm a ver com a Mãe Terra (agora na moda no ecofeminismo) sem deixar de lado a razão, e colocando o coração no centro dos *hermanamientos* convocados para cuidar dessa luzinha que nos deram as companheiras zapatistas para ir traçando caminhos de luz, de construção coletiva, e que estão engrandecendo muitas lutas de mulheres que se assumem como feministas ou não, mas que, ao nos descobrirmos em nossas diferenças, podemos deixar espaço para que exista o eco que nos uniu no Primeiro Encontro de Mulheres que Lutam, que é, como você também disse, "o acordo é viver e viver é lutar".

MARIANA: Como veem a emergência climática, o problema do clima? De que modo o exemplo zapatista pode criar outras formas de resistência ao caos ecológico criado pelo capitalismo?

JÉRÔME: O caos? Isso é o que os zapatistas chamam de tormenta por vir. Em 2015 organizaram um encontro internacional, um seminário internacional, que ocorreu no CIDECI,[8] no auditório que vocês visitaram hoje, com o título "O pensamento crítico para enfrentar a Hidra Capitalista".[9] Explicaram ao início: "O motivo pelo qual organizamos este evento é porque nós subimos na árvore mais alta da comunidade para ver o que estava passando no mundo e aí vimos que estava chegando uma tormenta terrível (risadas), mais forte que tudo aquilo que passamos até agora. Decidimos convocar as pessoas, os intelectuais e os acadêmicos para refletir, para ver se eles também pensavam a mesma coisa, e o que iríamos fazer com a tormenta por vir." Nessa tormenta se incluem todos os desastres produzidos pelo capitalismo, e em primeiro lugar o caos climático, que é parte de todas as catástrofes, ambientais, sociais, políticas, de todos os tipos. Esta é a maneira pela qual eles falam da questão do caos climático. O que mais eu posso dizer? Acho que essa questão da tormenta é interessante. Houve muitas reações no sentido de dizer: "Como vocês fazem isso? Como vocês anunciam uma tormenta, algo terrível por vir? Se as coisas já estão terríveis por lá, sobretudo no México nesses anos, que era o ano dos desaparecidos de Ayotzinapa, e com os milhares de desaparecidos que há, o que mais de terrível pode haver?" A situação está afundando no México e no mundo em geral. Mas acho que era interessante essa insistência em olhar para o que virá, e nisso os zapatistas sempre insistiram: "Temos que nos conectar com o passado, mas também temos que nos preocupar com o que está por vir, com o futuro". E aí o que vemos é que a coisa estará cada vez pior. Agora é o pior

8 Centro Indígena de Capacitação Integral (*Centro Indígena de Capacitación Integral*), localizado em San Cristóbal de Las Casas, estado de Chiapas, México. [N.T.]

9 Parte dele está em: Subcomandante Insurgente Galeano, *Contra a Hidra Capitalista*. São Paulo: n-1 edições, 2021.

do pior, mas o que está por vir é ainda pior – devemos pensar em função disso. Outro esclarecimento a se fazer: isto parece teoria do colapso, "colapsologia". Ficou na moda na Europa, não sei se é algo que esteja presente também no Brasil. O colapso é a derrubada do sistema. Se vem uma força, uma crise estrutural, utilizam essa expressão para qualificar a dinâmica do sistema capitalista. Mas atenção: eles não acreditam nessas teses sobre uma queda do sistema por si só. Eles também esclareceram, em certos momentos, que não acreditam nisso, não acreditam que há uma queda automática fatal pelas mesmas contradições internas. Não há nenhuma situação fatal que esteja escrita ou preestabelecida. Eles também disseram claramente: "O capitalismo não vai terminar por sua dinâmica própria, só vai acabar se a gente conseguir enfrentá-lo, atacá-lo. Nesse sentido há uma diferença com as teses sobre o colapso autoengendrado pelo próprio capitalismo". Então, o que temos que fazer frente a isso? Isso implica reagir, implica a consciência da gravidade disso que, de certa maneira, se anuncia – um fim do mundo. Estamos numa situação dramática que questiona a vida não humana, primeiro, e também a vida humana (ou a possibilidade de uma vida humana digna na Terra). Estamos nesse nível de desafio, pela gravidade da situação. É necessário, precisamente, tomar consciência disso e tratar de se organizar frente a isso. A autonomia é, justamente, uma maneira de enfrentar isso. Eles dizem que estamos nos organizando concretamente para sobreviver a esta tormenta por vir, a qual não sabemos que forma exatamente vai ter: os caminhos exatos, como vai inter-relacionar-se a crise ecológica com a crise econômica financeira, esses diferentes fatores estão pendentes. Não sabemos no que vai dar. Pelo menos nós, com a autonomia, estamos fazendo nossa própria organização, somos capazes de ser autossuficientes, não queremos nos fechar, queremos seguir trocando. Mas se há uma necessidade de produzir o básico, temos nosso próprio sistema de saúde, de educação, de autogoverno, de justiça, podemos nos organizar para enfrentar isso por vir. Precisamente, a autonomia é a resposta que eles têm para enfrentar a tormenta, em particular a questão climática. Por mais que não falem da questão climática de maneira isolada, ela é parte desse processo geral que eles analisam como a tormenta por vir. Já estamos na tormenta, mas ela vem mais forte. Isso foi dito, eu acho, em 2015. Tudo que está passando nos dá a impressão de que, sim, cada vez estão acontecendo coisas mais inesperadas. Há efetivamente uma situação caótica no sentido de que surgem acontecimentos imprevisíveis, inesperados, surpreendentes no bom e no mau [sentido], e isso é parte desta situação que chamam de tormenta.

ROCÍO: Seria interessante dizer o que eles propõem depois de 2015, nos programas de consciência onde convidam a todos os cientistas para explicar o que é o *estafiate*. *Estafiate* é uma pedra, porque uma vez o [Subcomandante Insurgente] Moisés nos disse: "o que é o *estafiate*?" Estas gerações querem aprender outras coisas, já não querem só cultivar a terra, até mesmo porque não podem cultivar a terra, pois o calendário mudou. No calendário convencional há o tempo das chuvas, que antes era de chuvas, mas agora é de seca. Então tudo muda e a tradição já não pode explicar. Por isso precisamos de cientistas que nos expliquem. Fizeram o encontro das consciências para que os cientistas viessem dizer o que é o *estafiate*, o que é que significa a mudança climática, o que é que está afetando, que tipo de terra. A Diana e o Luis que vocês conheceram, eles participaram da organização desse encontro e abriram aos zapatistas algo que não era somente ciências sociais, mas também questões da física, da química, da biologia – tudo que é a composição da terra para estudar a Mãe Terra desde outro aspecto.

JÉRÔME: Todas as ciências, astrofísica, matemática...

ROCÍO: Todas as questões imagináveis para poder entrar neste mundo desconhecido por eles, mas também retomando toda a questão do compArte.[10] No compArte ocorre toda a parte da criação e se revela essa figura magnífica da Hidra Capitalista através de uma manta bordada de 2x2 m^2 onde aparece um personagem, um *caxlán* com cara de galo e que diz que come as águas e as montanhas.

PETER: Isso é uma performance?

ROCÍO: Não, é um bordado. E aí há uma manifestação materializada do que para eles é a Hidra: aquilo que come, que devora. Mas também o que podemos fazer para que esta fera se acalme na reciprocidade do que nós, como seres dela, podemos restituir a esta terra para que não se torne louca, para que não nos coma definitivamente. Há toda uma relação do mundo de baixo e do mundo de cima. O que era a pergunta anterior, mas não está construída num discurso. O que o Jérôme diz da Hidra. Por outro lado, baseando-se nessa lógica, você percebe as alternativas que estão propondo, e também sabemos que os seus produtores de saúde e educação estavam se formando em coisas que são completamente novas, apoiados por gente que veio a esses encontros para dar alternativas de vacinas, por exemplo. Também tem milho *criollo* guardado. Há coisas que são segredos, mas que são para reproduzir sementes não transgênicas. Mas não temos que saber de tudo. Isso é algo que se conta no mito, na narração destas novas histórias e nos presentes que se fazem entre os povos de diferentes mundos. Também no encontro de mulheres, ao final do encontro as autodenominadas tribos Dakota do Norte, dos Estados Unidos, trouxeram um presente às zapatistas: as suas sementes. Isso é muito forte. É como ter um acordo, por mais que não se tenha feito, entre todos os povos desse mundo

10 Festival de Arte organizado pelos zapatistas. [N.T.]

ameríndio: precisamos cuidar desta semente para que não se contamine, passar a batuta de guardar a semente. Depois, quem sabe? São lugares que não temos que saber. Mas eles, sim, sabem.

Para conservar todas as cores do milho, para conservar todas as espécies de abóbora etc. É muito funcional. Não é somente a parte mística, que não é nada mítica, a não ser em alguns festejos. Mas acho que como mestiços, como escritores, como analistas políticos, desconhecemos enormemente a funcionalidade. Isso nunca é dito, mas é politiquíssimo para eles. No nível do que querem conservar, da relação... além de tudo, aqui somos os homens e as mulheres do milho, relacionados com esta substância. O pai e os oito guerreiros que constituíram seu sangue do milho, o atole[11] que te dão para beber nos rituais. Há este eixo que constrói o sistema das ritualidades, mas que tem a ver com as práticas que defendem o ser desde o que produz, o que te constitui e o que você come, como pessoa e como coletivo. Tudo isso não está contado, mas se observarmos, na prática existe uma lógica muito interessante, que tanto denuncia a Hidra como está apresentando alternativas para cuidar de tudo isso que a Hidra está começando a arrastar, o que implica este capitalismo e esta Hidra.

PETER: Como os povos sem pátria, sem Estado, sem força militar nem econômica tal como os Estados-nação o concebem, como esses povos e comunidades indígenas, que não desenharam a fronteira existente, podem nos ensinar e disparar uma outra maneira de pensar a relação com o mundo e com os outros que o povoam, e quais projetos poderiam emergir que não separassem em blocos

11 O atole (do náhuatl *atolli,* "aguado", de *atl,* "água"), conhecido também como atol em algumas regioes, é uma bebida de origem pré-hispânica consumida na Mesoamérica e no norte da América do Sul. Na sua forma original é um cozido de milho na água em tais proporções que, ao final de cozinhar, se obtém uma viscosidade moderada. É servido o mais quente possível. [N.T.]

identitários, mas propusessem a mistura, a abertura como talvez a única realidade que pode nos reunir, assim como ela já reúne na floresta humana, na floresta, humana e não humana, sem homens de exclusão, mas ao contrário, com homens de densidade e ajuda mútua? Será uma utopia a ideia de reunir os humanos mais responsáveis nas grandes cidades, sem a floresta nutritiva?

JÉRÔME: Primeiro, não sei se podemos definir os zapatistas como um povo sem pátria.

ROCÍO: Não podemos. Temos que mostrar para eles a bandeira.

JÉRÔME: Porque os zapatistas se consideraram claramente como mexicanos. Reivindicam ser mexicanos, há rituais com a bandeira mexicana, com o hino nacional etc. E isso não é uma imposição do Estado mexicano. Tem a ver com uma tradição de lutas de libertação nacional, ou então não se chamariam Exército Zapatista de Libertação Nacional. Nesse projeto de libertação, na sua concepção de luta, há uma concepção nacionalista, até porque o México tem uma particularidade, como se diz, de "estar tão longe de Deus e tão perto dos Estados Unidos". É a situação geral da América Latina, mas vivida de forma particular no caso do México. Assumem totalmente esta dimensão de reivindicação nacional, se definem como uma luta nacional, inclusive há um pouco de diferença com a ideia de liberação nacional no seu sentido clássico. Mas é uma proposta para o México enquanto nação. Não deixaram de dizer que a sua luta era nacional, não é só dos povos indígenas, não é só de Chiapas, é para todo o país. Toda a sua iniciativa, sempre... o levante era para derrubar o tirano desse tempo, Salinas de Gortari, para transformar o México, e depois todas as iniciativas foram nacionais. O interessante é que no zapatismo há uma maneira muito elaborada, muito rica, [há uma] articulação de várias escalas: a escala do indígena, da criação política, da autonomia que necessariamente é localizada, territorializada, arraigada em espaços que têm um significado muito importante para a vida da comunidade. É, portanto, localizado. Existe esta escala, a escala nacional, e [existe] sempre a escala planetária. Desde o começo, de maneira corrente, eles incentivam formar redes planetárias de resistência, de luta, de rebeldias, e até o presente isso está pendente. Como se articulam esses três níveis, ou até mais? Uma maneira de viver que é muito particular, que é a dos povos indígenas, a nacional e a planetária. O interessante é que os três se relacionam e se transformam. Há o indígena, mas não como algo que será isolado e fechado numa identidade. Em algumas ocasiões foi dito que a luta zapatista é uma luta étnica, que reivindica essa dimensão indígena. Sim, mas não é uma luta identitária. Não pretende se fechar nas particularidades ou em algo que às vezes se idealiza, mas transformar esta realidade particular a partir de intercâmbios com outras pessoas de outras etnias mexicanas, inclusive mestiços. Às vezes se faz uma lista das outras etnias que participam da luta zapatista, que são indígenas, mas também os mestiços são uma etnia entre outras. Também a nível internacional há uma abertura, como o encontro que eles chamaram de intergaláctico (risadas). Não é só internacional. Estamos abertos a todos. Necessitamos destes intercâmbios, não para nos diluir numa espécie de hibridação generalizada, mas para articular diferentes níveis e escalas das maneiras de ser, isso é muito produtivo. É um problema que eu acho muito importante do mundo atual, no qual as posturas mais difundidas ou uma espécie de universalismo nega as particularidades (inclusive étnicas), nega a legitimidade das lutas indígenas. O outro seria um identitarismo que afirma uma identidade particular, mas que é a única válida e se confronta com as demais. O zapatismo precisamente é uma maneira de renunciar a estas duas posições e assumir a reivindicação de uma particularidade, mas articulada com uma perspectiva que se abre ao todo planetário. Às vezes falam da comunidade planetária, o que é magnífico, sob a visão de uma cultura que sabe o que significa a comunidade no nível concreto da vida real.

PETER: Desculpa, eu acho que na pergunta ainda tem a questão sobre as cidades, porque essa pessoa vive em Paris.

JÉRÔME: Isso é uma parte que me interessa desenvolver. Fala também de como está a relação entre o humano e o não humano. Talvez você queira falar disso, Rocío... Bom, a cidade... Eu entendi que a pergunta terminava assim, mas aí é outro problema. Aí os zapatistas não podem opinar o que vão fazer as pessoas que vivem na cidade.

PETER: Porque eles não nasceram aí, não têm a fórmula.

JÉRÔME: Não é o seu mundo. A questão da vida urbana, moderna, que perdeu essa conexão com a comunidade, a interação com o não humano. Como reencontrar isso? Isso é um problema para...

PETER: Para os urbanos. Mas se regressamos ao humano e ao não humano, seria muito interessante.

ROCÍO: Eu estava pensando na urbe, já que o zapatismo não está exclusivamente na selva, na montanha... também há bases urbanas. E a ideia é criar comunidade onde não há comunidade. Inclusive, existe uma concepção da pessoa em relação à máquina. Por exemplo, em vez de ter alma de raio, tem alma de computador, ou tem alma de pastor, ou tem um nome de avião. Há uma relação com as subjetividades não humanas que não tem a ver com os animais e as plantas, mas também com os artefatos que dotam de vida o cotidiano e que são incorporados ao ser dessa pessoa. O interessante aí é que não estamos separados disso. E não tem a ver só com o jaguar, com o caracol ou com os elementos ditos vivos da natureza. Há uma ideia de que os objetos também podem ter vida. Estes artefatos se tornaram o prolongamento das pessoas. Não são seus inimigos, são o prolongamento do seu corpo. Então, como fazer para que isto nos complete em espaços? Temos árvores e montanhas, temos tudo isso, o prolongamento da nossa utilidade para poder viver tudo o que utilizamos. Os zapatistas não negam a possibilidade de ter um celular. Por isso se chamava guerrilha cibernética, ou algo assim. Utilizamos os meios que temos, assim como a madeira é importante para fazer o fogo, temos um computador que nos ajuda a processar as palavras e chegamos mais longe. Não se nega essa modernidade, usamos a internet, mas não vai ser o fim de nossas vidas. É um meio para que se prolonguem estas ideias, estas ideias de construção de um mundo não capitalista que não seja para tirar proveito e pisar no outro, mas na ideia de construir comunidade onde não há comunidade, com as pessoas das urbes que não têm experiência desta construção comunitária. A ideia do individualismo também é algo que rompe todos os laços. Isso está integrado nas comunidades que agora se modernizam. São as ideias de progresso, de tudo o que desconecta do trabalho, que te serve para viver, é utilitário e nada mais. Mas nunca se agradece. A ideia de agradecer tem uma implicação além da religiosa. É como uma ideia de reciprocidade com os materiais que utilizamos para engrandecer o que somos no sentido do prolongamento do corpo.

JÉRÔME: Estas práticas da autonomia e a visão de mundo que a acompanha também podem ocorrer nas cidades.

ROCÍO: Não é cortado, porque é uma atividade perante a vida. O problema é quando pensamos, por exemplo, no caso dos lugares onde está o narcotráfico: é a desintegração da pessoa. Opomos esta desintegração à integração do humano com o não humano, porque, entre todos, nos integramos. Esta possibilidade não é utópica, é justamente aquilo que cria a comunidade, esse apoio para construir as coisas coletivamente, a força que se dá quando tudo isso é articulado. O problema é o sistema monetário que define o FMI e todas as questões nas quais o Estado está envolvido. Não é mais um Estado como queríamos que fosse uns anos atrás, mas que está completamente dependente dessas práticas. Ele já não pretende reforçar as práticas articuladas, mas, ao contrário, desarticula tudo. Com isso, os objetivos de vida perdem toda essa dimensão comunitária. É um dos convites que nos fazem: organizem as suas cidades ou, se preferirem voltar ao campo, queremos ver como vão fazer. Cultivem suas plantinhas, seus feijões, seu milho, em vez de ter plantas sofisticadas. Tenham algo que sirva para ter um recurso extra dentro dos seus próprios tetos, das suas jardineiras, e compartilhem entre vocês. Como essa visão ecologista um tanto chique que entrou na moda nos bairros mais modernos. Mas, nesse caso, não é uma moda – é realmente um fim muito prático para poder resolver questões de sobrevivência indispensáveis.

MARIANA: Como podemos assumir os nomes dos mortos sem cair na farsa "somos todos Marielle"? Por que e como assumir esses nomes, já que o próprio subcomandante se assumiu Galeano?

JÉRÔME: Eu não entendi a pergunta.

ROCÍO: Como retomar o nome dos mortos sem cair numa farsa, pensando que o subcomandante retomou o nome de Galeano.

MARIANA: Quem pode e quem não pode? Como pensar que no Brasil pode ser tão fácil ouvir que todo mundo "é a Marielle"...

ROCÍO: O efeito real que se deve ter.

JÉRÔME: Mas isso é sobre o Galeano?

PETER: Não é uma crítica à figura do Galeano.

ROCÍO: Mas é outro contexto. No início, em 1994: "todos somos Marcos".

PETER: E depois "ninguém é Marcos", nem ele.

ROCÍO: Ele menos que qualquer um (risadas). Não sei se podemos fazer uma comparação com alguém de outro espaço. O que significa essa figura para a comunidade, para que se diga: "sou também esta pessoa". Mas, nesse caso, já havíamos falado que, para os maias, trazer os mortos à Terra é algo que faz parte da sua conformação como coletivo, algo realmente importante. Eu acho que isso ocorre entre muitos outros povos que não são maias, mas na Mesoamérica isso é generalizado.

PETER: Mas isso é raro no Ocidente.

ROCÍO: Sim. Mas pode ser que se retome de uma maneira formal e esta pode ser uma diferença importante. Não sei se tem alguma conexão com esses ancestrais, pois, sim, são ancestrais dos povos mesoamericanos. Quando o agora Subcomandante Galeano fez seu ritual de transformação de Marcos a Galeano, ele trazia todo o personagem: ossos, colocou uma espécie de fantasia, fez um teatro que fazem os povos maias para trazer os mortos que estão debaixo da terra. E existem rituais específicos que trazem os mortos de debaixo da terra: um tipo de teatro, de jogos, para não esquecer quem somos e para saber que seguirão vivos na memória desses povos. Retomar Galeano é muito próximo nesse sentido: a performance, a encenação que se fez para voltar com o nome, para voltar o espírito. Dar nome a alguém significa lhe dar a vida. Talvez para alguém que não tem esse contexto, em outro espaço, isso possa resultar algo superficial. Mas em outros lados não é assim. Trazer um morto significa revivê-lo. Não se trata de revivê-lo corporalmente, mas sim em tudo que ele encarnou realmente. Aqui temos vivo o *votán* Zapata para as lutas zapatistas, o *votán* Zapata é o cuidador dos povos. Foram nossos *votanes* na escolinha – têm um significado mais profundo que simbólico, são a personificação de algo que revive e que existe, que te dá um motivo para seguir lutando. É como um impulso que vai gerar ou detonar uma memória viva. Claro, sei como isso pode se tornar algo superficial em outro lado, pode se tornar um clichê, mas eu acho que, por isso, não podemos descontextualizar nem fazer comparações totalizadoras ou generalizantes. Temos que pôr as coisas no seu contexto, no seu tempo, história. Mas aqui, sim, trazer um morto é revivê-lo, é lhe dar vida.

MARIANA: Como pensar as crianças e os jovens? Porque tem uma comunicação com as gerações que vêm, né? Então, tem todo um cuidado com… percebemos que tem um cuidado com as crianças e os jovens no movimento. Por quê?

ROCÍO: Não sei se entendi bem.

JÉRÔME: É sobre a relação com as crianças e os jovens? Como é a relação com eles? No final, o que você falou?

PETER: Existe um tipo de atenção muito grande aos garotos, e se pensamos nas histórias do Sub, estão dirigidas às crianças.

ROCÍO: *Toñita!* Defensa Zapatista! Ele [Galeano] é uma criança, eu acho isso. Eu acho que ele tem espírito de criança, que por isso é assim como é. É muito lindo, o espírito de criança é querer estar vivo o tempo todo.

MARIANA: Brilham os olhos.

ROCÍO: Encontrar o que descobrir todo o tempo. Este tema das crianças é muito lindo. Qual é o trabalho das crianças? Brincar e aprender, esse é o trabalho das crianças.

MARIANA: Muito bom – brincar e aprender.

JÉRÔME: Primeiro, o papel das crianças nas comunidades. O importante aqui é que elas têm uma participação ativa em todos os trabalhos: no campo, na assembleia comunitária... Elas participam desde muito pequenas. Há uma integração da cultura das crianças desde muito cedo. Na prática zapatista estas novas gerações são muito importantes. E os zapatistas dão muita atenção a isso, porque há uma geração que nos preparou: [aquela] do levante, de antes de 1994, da clandestinidade. É toda uma geração. Depois vêm as gerações que cresceram na autonomia. Os jovens que nasceram em 1994 ou depois, durante toda sua vida conheceram a autonomia, se formaram nas escolas autônomas com seus professores zapatistas, com toda esta experiência, com intercâmbio, com gente que vem de todos os países do mundo. É uma experiência tão diferente da dos seus pais, e mais ainda da dos seus avós. Inclusive pode ser perigoso. Os zapatistas falaram muito sobre isso, sobre como esta nova geração é a força viva do zapatismo. Eles agora são os promotores da educação, promotores da saúde e de todos os trabalhos que têm para fazer. Mas, ao mesmo tempo, sua experiência é tão diferente que poderiam romper com a experiência dos seus pais. Por isso é muito importante que exista também uma transmissão, uma atenção aos problemas particulares desses jovens que têm outras aspirações, outra percepção da sua vida, do mundo, das relações, das relações entre homens e mulheres etc. É uma transformação, mas é uma transformação que se deu de uma maneira extremamente acelerada se comparada com aquilo a que a comunidade estava acostumada. A outra coisa é o que falávamos: nos relatos, na palavra pública do zapatismo, nos comunicados, há uma presença incrível das crianças. Desde o começo os relatos feitos pelo Subcomandante Marcos, agora Galeano, dão um papel às crianças. Desde o início as histórias são também palavras políticas muito particulares, com essa dimensão poética, cotidiana, do relato que apresenta a vida concreta e cotidiana das comunidades e muitas vezes através das crianças. Dá para ver que ele gosta muito de interagir com as crianças. Como a Rocío falou: ele tem seu coração e espírito de criança, que também é uma forma de valorizar o pequeno. Porque muitas vezes o Subcomandante Marcos encena a sua própria derrota para as crianças, e as crianças com suas travessuras também tiram sarro dele, ganham...

ROCÍO: São mais inteligentes do que ele. Ganham nos jogos, roubam sua última *mantecada*.[12] (risadas)

JÉRÔME: Há muitas histórias divertidas que as crianças contam e que o fazem ser visto como subcomandante, não só perante os comandantes, mas também perante as crianças. É uma valorização do pequeno. No zapatismo sempre se valoriza os menores, os indígenas, os esquecidos, os que não são vistos, que parecem ser ninguém, mas que têm sua própria força. Então é como dar seu valor e reconhecer a potência que está nos menores. É uma lição muito particular. Como mencionou a Rocío: a Defensa Zapatista é um dos personagens que apareceu nos últimos anos nos escritos

12 Pão doce mexicano. [N.T.]

do Subcomandante Galeano, e apresenta a posição da mulher nas novas gerações e a força das novas gerações.

ROCÍO: E ganhou prêmios no cinema.

JÉRÔME: Defensa Zapatista é uma garota zapatista, se chama assim porque quer criar um time de futebol – nas comunidades se joga muito futebol –, mas ela não encontra as pessoas para o seu time. Mas não se desespera. Ela joga na defesa, e quem sabe como vai fazer para conseguir esse time. Devido ao seu caráter – ela tem um caráter muito poderoso; manda no seu companheiro, o Pedrinho –, o Subcomandante disse: "Saibam os jovens zapatistas homens que vão ter companheiras como elas. Então que se cuidem". (risadas) Sobretudo a nova geração de mulheres.

ROCÍO: É a visão dos vencidos que podemos ler na *Hidra* de 2015.[13] É genial.

PETER: Vocês sabem algo da relação do movimento com o MST?

JÉRÔME: Veio alguém do MST em 2007, teve um encontro...

ROCÍO: De mulheres.

JÉRÔME: Não, no de Andrés.

ROCÍO: No de Andrés e também veio uma delegação de mulheres no encontro de mulheres de 2008.

PETER: Vocês sabem se eles ainda mantêm uma relação?

13 Neste volume na p. 161.

JÉRÔME: Talvez se perdeu um pouco.

PETER: É uma pergunta um pouco extensa, mas não é difícil. É de uma pessoa que pensa muito sobre a questão dos afetos nessas diversas situações de crises em que vivemos. Também com o colapso ecológico, os afetos que desperta. Existem vários afetos de distintos tipos: seja a esperança, o medo, a raiva, o desespero, a desesperança, a alegria, a indiferença. Tem gente que diz, por exemplo, que a esperança é um afeto que paralisa, e que deveríamos renunciar a ela para sermos capazes de passar à ação (e não somente esperar). Mas tem aqueles que, ao contrário, consideram fundamental uma pequena esperança para que possa trazer mudanças, porque as grandes transformações – inclusive a Revolução Zapatista – começam na imaginação e na coragem de assumir os riscos, o que só é possível com uma certa esperança. Mas, por outro lado, o medo também pode ser paralisante. O medo que provoca o fascismo, por exemplo. A pergunta é sobre essa questão dos afetos. Não é tão simples como eu anunciei. (risadas)

ROCÍO: Coisas distintas. Se entendi bem, isso dos afetos vem da imaginação de algo. E não acho que em todos os casos seja assim, que seja uma coisa do imaginário. Se trata de responder a situações muito concretas e se trata de uma diferença radical sobre como se aborda a luta. Para mim foi uma experiência muito forte trabalhar com as crianças depois do massacre de Acteal. Os que trabalhamos aí estávamos destroçados, não conseguíamos trabalhar. Trabalhamos com populações que acabavam de perder entre dois e dez familiares. Entramos numa situação horrível onde começamos a contar os mortos, queriam fazer desaparecer os sacos plásticos, e, para que não fizessem isso, tivemos que testemunhar. No meio daquilo, da dor da morte, um aparato burocrático tinha que confirmar que aquilo estava acontecendo, para não fazer de conta que não tinha acontecido nada. Para as pessoas era como estar num espaço de loucura generalizada. Mas havia a esperança de primeiro poder identificar os seus mortos e, depois, que as crianças tivessem um espaço de convivência e de quem as cuidasse. Já era uma possibilidade para seguir vivendo. Depois tinham que organizar coisas para brincar, porque não havia contexto para aprender, mas sim para brincar e contar histórias que eram incontáveis. Eu acho que nesses espaços a esperança estava presente, senão todos estariam mortos. Contar, recriar esses teatros que contavam a mesma história dolorosa... Logo as pessoas gritavam como se estivessem vivendo o mesmo momento de angústia e dor que viveram no massacre. Isso gerou espaços em que podemos pensar como possibilidades de viver. Toda a questão da criação foi muito importante. Poder pintar, cantar com as crianças, criar espaços de gritar, contar contos falando do sol e da lua. Para todos que acompanhávamos isso, que falávamos as línguas, era uma confrontação com um mundo onde a esperança esteve sempre presente na brincadeira das crianças. Porque as crianças brincavam, se relacionavam, saíam desse circuito de dor – coisa em que os pais tinham mais dificuldade, pois tinham que conseguir a comida para os filhos, tinham que ir à *Tierra Caliente*. Não era possível que as organizações – como o CIDECI – continuassem abastecendo esses acampamentos de apoio. Apesar disso, as crianças continuavam brincando, geravam-se espaços para contar contos, mesmo que contos horríveis, mas onde podiam reconhecer que sentiam medo e também onde sentiam a possibilidade de construir algo diferente, de se conectar com a casa que tinham deixado. Já não tinham casa, na verdade: eram desterrados. Eu acho que nesse caso, em vez de mobilizar, a esperança gerou realmente a possibilidade de viver. Um dos maiores impactos que eu tive ao final dessa experiência... Não foi possível manter esses acampamentos todo o tempo. Também para nós era difícil dar apoio, mesmo articulados com organizações, não podíamos controlar aonde as pessoas iam, era difícil saber o futuro delas depois. Tinha uma mulher que dizia: "Pensamos que tínhamos perdido tudo: queimaram as nossas casas, roubaram os nossos animais, mataram nossas famílias. Depois disso tudo, temos a vida, sabemos que temos a vida e temos que cuidar dela". Alguém que sofreu tudo isso, que te diz algo assim, na reconstituição... Você não pode pensar que a esperança mata. Para mim, isso revelou que o importante na luta zapatista é a vida, e a Marichuy já falou isso incansavelmente.

MARIANA: Acho que foi.

PETER: Agora sou eu. É a última. Isso lhes dá esperança? (risadas) Entendemos que a força militar é um componente indispensável do zapatismo desde o seu nascimento, mas a sua utilização sempre serviu mais como um meio defensivo ou dissuasivo, cuja finalidade era viabilizar outras coisas. Deleuze e Guattari definem assim a máquina de guerra: "Se a guerrilha, a guerra das minorias, a guerra popular ou revolucionária é conforme a essência da máquina de guerra, é porque ela toma a guerra – a guerrilha e tudo isso – como um objeto tanto mais necessário quanto é apenas suplementar, apenas um suplemento. Ela só pode fazer guerra se criar outra coisa ao mesmo tempo." Isso é o essencial: criar outra coisa. Num contexto global cada vez mais militarizado, o zapatismo parece ter inventado uma equação justa entre esta guerra minimamente necessária e esta outra coisa que se cria sem se deixar levar por uma lógica militar ou bélica. Num país como o Brasil, um levante, uma insurgência local com armas seria brutalmente sufocada imediatamente. Por outro lado, esta outra coisa, que não é a guerra, mas aquilo que se cria, às vezes se tem a impressão que ela pode ser implementada por outros meios que não fazem a economia da guerra. É uma pergunta um pouco mais teórica. Eu encontro uma relação de proximidade entre a visão de Deleuze e Guattari sobre a máquina de guerra e o zapatismo. Existe alguma menção ou influência do pensamento de Deleuze e Guattari no zapatismo? Ou sobre o Sub? Ou se trata de um cruzamento de concepções?

JÉRÔME: A pergunta é só isso? Ou é sobre a guerra?

PETER: É sobre as duas coisas. É dupla. (risadas) Por que vocês estão rindo? É uma pergunta frequente?

ROCÍO: Com outros também, não só com o Guattari. Sempre perguntam sobre as influências, do Guattari, se Marcos conheceu não sei quem.

PETER: Entendo.

ROCÍO: É interessante que é sempre sobre Marcos, mas nos povos se pensa pouco.

PETER: Nos povos? Não se pergunta pelo que eles pensam propriamente?

ROCÍO: Sim, se tiveram influência do Guattari. (risadas) Sinto que isso é muito ocidental.

PETER: Bom, a pergunta já foi desqualificada; muito bem, destroçada. (risadas)

ROCÍO: Não é desqualificada. Ao contrário, me chama a atenção porque não é a primeira vez que querem pôr o Guattari, o Illich etc.

JÉRÔME: Nos perguntaram sobre a influência do Illich sobre Marcos.

PETER: Do Illich?

ROCÍO: E do Mariátegui também.

PETER: Illich?

MARIANA: O Iván.

PETER: Bom, respondam o que quiserem... podem rir da pergunta, aniquilá-la.

JÉRÔME: Era uma dúvida sobre a pergunta. Em termos de influências acho que não se pode afirmar isso, mesmo sabendo que ele teve uma formação em filosofia. Pode ser, mas não acho que no seu tempo de filósofo ia muito pelo caminho de...

PETER: Deleuze e Guattari?

JÉRÔME: De Deleuze e Guattari. Pode ser, mas não acho que as suas posturas venham de uma influência de algum pensador. Acho que, sim, podem existir convergências... Existem outras convergências. Um livro que mencionou muito as multiplicidades... Mais que uma influência direta, pode haver pontos de encontro sobre o que e como se critica, pode haver pontos de vista próximos. O tema da guerra: mais que estar de acordo com o que implica a pergunta, o jeito com que os zapatistas lidam com a dimensão militar, como conseguiram transformá-la... Porque tudo isso é uma transformação. É um processo que vem de uma tradição de guerrilhas. E eles conseguiram transformar isso em algo cada vez mais criativo. Obviamente que a dimensão defensiva sempre foi muito importante, [mas] sempre se propõe uma perspectiva de criar seu próprio mundo. A autonomia é isso. Não o destrutivo, mas aquilo que se constrói. Sempre insistem nisso: "Estamos construindo algo". E podemos adicionar: tem a insistência do zapatismo na questão da guerra, em definir sua luta como uma guerra. O capitalismo é uma guerra.

PETER: A Quarta Guerra Mundial.

JÉRÔME: A Quarta Guerra Mundial é uma guerra contra a humanidade. E se estamos numa guerra, temos que atuar como se estivéssemos numa. Mas uma guerra não significa somente uma guerra militar, trata-se de uma concepção de guerra muito mais ampla. A drástica dimensão da confrontação, que é uma guerra, está sempre presente, mas temos que enfrentar com os meios que, na medida do possível, não sejam diretamente militares. E a criação, sempre a articulação, está bem presente em tudo isso. Na verdade, agora eles falam sempre de resistência e rebeldia, e isso com a dualidade da confrontação e da criação. A resistência é a parte criativa, e a rebeldia é a oposição, é a luta contra algo. Mas a resistência é o que se está criando.

PETER: É quase uma re-existência, mais complementar. Rocío?

ROCÍO: Não sei se é complementar.

PETER: Não, e você vai destruir a pergunta (risadas). Vai, você estava incomodada com a pergunta.

ROCÍO: Não. Mais que incomodada, eu estou impressionada. Quantas pessoas do mundo intelectual criam essas necessidades de comparar com a teoria de que cada um gosta. Sempre pensam que tem uma filiação. A influência de um personagem, que pode existir, e seguramente existe, já que o Sub é universitário e sabemos de quem tem influências diretas. Mas o problema é que isso seja o relevante e que tenhamos que responder numa impossibilidade de ver o que os outros constroem. Eu acho que o próprio Sub foi, e continua sendo, um problema. E por isso recuou, foi para trás, cada vez mais, até desaparecer seu primeiro personagem. É um combate contra si mesmo, para tornar visível o que realmente constrói o zapatismo, que não é ele. Quando vamos à Europa: "E o Marcos ainda existe?" O que você vai dizer? Nunca perguntam pelos comandantes zapatistas, nem sabem que podem existir comandantes indígenas zapatistas. Realmente, é uma impossibilidade de ver o outro que não seja através de uma referência cultural com a qual você pode se identificar. Eu acho que por aí pode haver algo. Não sei como elaborá-lo. Teoricamente pode ser uma feliz coincidência com Deleuze, Guattari, com Illich, com Samuel Ruiz, com quem você quiser. Mas eu acho que isso não é radicalmente importante, como é radicalmente importante o outro que desconhecemos profundamente e que nem podemos... por quê? Por que não podemos olhar para esses outros? Para mim, na Europa isso é revelador: há uma incompreensão e incapacidade de ver formas distintas, de entrar em conteúdos que te esvaziariam por completo. É preocupante. Me preocupo porque nega todos os outros. Falamos dessas crianças que me ensinaram a entender que as objetividades não existem para eles, mas sim as subjetividades, o sol como o pai, a lua como a mãe, como a Crista. Eu tinha muitas dúvidas, não entendia nada. Em que mundo estou vivendo? Vamos recuperar outra vez tudo isso e, dez anos depois, a enorme necessidade de poder compreender algo de tudo isso que, em primeiro lugar, foi uma enorme dor, mas que depois foi uma recuperação, e Marcos não teve nada a ver com isso. Trata-se de ver que são povos indígenas que resistiram, não 20, nem 25, nem 35, mas 500 anos. Não é uma superficialidade. Vimos que eles têm estratégias, práticas culturais, organização, que se transmitiram. E, aí, a atenção é nula. Me tira do sério (*Me saca de onda*).

PETER: Muito bem, este final está perfeito. *Me saca de onda*. Este poderia ser o título do livro...

ROCÍO: Sim... *me saca de onda*.

MARIANA: Muito bom. Muito obrigada!

PETER: Foi tremendo! Lindo, muito forte e muito diverso nos níveis de resposta. Está divino! *Me saca de onda*.

ROCÍO: É que eu não sei como vivê-lo. Atribuem tudo a uma pessoa, não podem vê-los. Sabem que existem, podem saber na teoria, mas não podem vê-los. E isso apesar de que fazemos exposições de máscaras, de *chuleles*,[14] mas na hora de nomear, de dar força... Não posso me calar.

PETER: Tem a ver com isso de que alguém tem que ser o autor, o proprietário de uma ideia, e não um povo. Há uma espécie de privatização, individualização. Se busca um autor naquilo que é mais anônimo, que tem a ver com a comunidade.

ROCÍO: Ao diluir-se na comunidade, justamente, não existe autor.

PETER: É o vício do Ocidente, alguém tem que ter a propriedade.

ROCÍO: É um horror. Uma jovem me disse: "Eu sei, ele estudou com o Illich". Ela tinha certeza. Eu não perguntei mais. A história era toda uma construção.

14 De acordo com a crença popular *chamula* (Chiapas, México), *chuleles* são as almas de algumas pessoas que têm o poder de manifestar-se com formas animais. [N.T.]

PETER: É um pouco a negação de uma ideia que está difundida hoje em dia: o comum. Então a negação do comum é quando alguém o representa. Bom, agora eu tenho uma pergunta que não tem nada a ver... Já não é a entrevista, pode desligar.

Transcrição e tradução
Ana Patto *e* Ivan Garcia Lopez

Rocío Noemi Martha Martinez Gonzalez é doutora em Antropologia Social e Etnologia (Antropologia da memória) pela École des Hautes Études en Sciences Sociales, em Paris. É professora na Universidad Autónoma de Chiapas, onde é responsável pelos cursos de História social da Arte e Iconografia e dos cursos de Patrimônio e museografía, na Academia de Historia. Há mais de vinte anos trabalha sobre as estruturas artísticas dos povos maias: ritual e memoria (entre a Selva Lacandona e Los Altos de Chiapas). Foi subdiretora do Museo Universitario del Chopo, Universidade Nacional Autônoma do México (UNAM) e colaborou com diversas associações civis em apoio à criação e à arte para crianças em situação de deslocamento forçado. Realizou várias exposições no México e em outros países, entre elas Les 20 ans du zapatisme à travers les peintures de Beatriz Aurora, na Maison des Métallos, em Paris (exposição itinerante na França, Bélgica, Grécia, Itália, Inglaterra e Espanha, 2014); CompArte zapatista por la Humanidad, exposição itinerante (França, Grécia, Itália, Espanha, Bélgica, 2016-18). Escreveu, entre outros livros, *K'in Tajimol, por la memoria y contra el Olvido* (2020), *Totik, Metik, Kanal... a dos años de Acteal*, San Cristóbal de Las Casas, Centro de Investigaciones y Análisis de Chiapas (ciach) (2020), e *Contes rebelles*, com o coletivo "Les grains de sable", ed. Le Muscadier, Paris, 2014. Fez vários documentários, entre eles *Porque acordamos vivir y vivir es luchar* (2019), *Las mujeres que luchan* (2018) e *Trece Baktun, la marcha del silencio* (2013).

JÉRÔME BASCHET é historiador. Foi professor-pesquisador na École des Hautes Études en Sciences Sociales de Paris, de 1990 até 2016. Nesse âmbito, dedicou-se ao estudo da sociedade do Ocidente medieval, em especial de suas representações visuais e mentais. É autor de vários livros a respeito, dois deles publicados no Brasil: *A civilização feudal. Do ano mil à colonização da América* (São Paulo: Globo, 2006) e *Corpos e almas: Uma história da pessoa na Idade Média* (São Leopoldo: Unisinos, 2019).

A partir de 1997 começou a ensinar na Universidad Autónoma de Chiapas, en San Cristóbal de Las Casas, alternando suas atividades entre a França e o México. Participou ativamente nos seminários do CIDECI-Universidad de la Tierra, também em San Cristóbal de Las Casas, e orientou seu trabalho e suas reflexões para as lutas dos povos indígenas e, de maneira mais geral, às dinâmicas do mundo atual e às aspirações por um futuro pós-capitalista. Entre seus livros a respeito, estão *A experiência zapatista* (São Paulo: n-1 edições, 2021) e *Adeus ao capitalismo* (a sair pela Autonomia Literária).

LA FLOR DE

NO MORIRÁ LA PALABRA

MARIANA LACERDA

Em um terraço de uma pequena casa, observávamos as plantas do jardim ao redor. O professor Raymundo apareceu bem na hora marcada daquela manhã de segunda-feira, outubro de 2019. Nos cumprimentou, pediu um só minuto, abriu as portas e desapareceu. Pouco depois uma música clássica em volume alto envolveu a casa e o entorno. Ele então voltou e nos convidou a entrar. Em sua sala, os cactos em jarros moldavam-se aos pequenos ornamentos, objetos, livros. Raymundo disse o meu nome, Mariana, e o nome do Peter. Nos deu boas-vindas e nos perguntou o que queríamos saber. Foi a primeira e única vez que eu o vi.[1]

Ele comentou como funcionava o CIDECI, na Univesidad de la Tierra, caracol zapatista. *Las maestras y los maestros, las médicas y los médicos, las compañeras y los compañeros, las alumnas y los alumnos*, dizia ele entre frases. Mais tarde, eu perceberia nos escritos zapatistas que a gramática também se conjuga assim: *nosostros, nosostras, nosostroas*. No zapatismo, cuida-se para que na linguagem coexistam muitos mundos.

Foi no eco desta gramática e da música de Raymundo que visitamos o ateliê de cerâmica, a editora, os teares, a oficina de sapatos e botas, a sala de música feita de vidro, o galpão de projetos (arquitetura) com imensas laterais de vidro que permitem a iluminação natural, os dormitórios, a cozinha comunitária com suas muitas mesas e seu fogão a lenha, um auditório gigante com cadeiras de plástico coloridas, uma igreja cujo discreto altar estava ornamentado com flores feitas de papel crepom. Havia ainda a grande horta disposta numa ribanceira e, acima dela, subindo mais um pouco, o criadouro de galinhas, coelhos, porcos e cabras.

1 Professor Raymundo nos foi apresentado pelo amigo Jonnefer Barbosa.

A FALA DA LACUNA

"A linguagem também é um lugar de luta", escreve bell hooks.[2] É preciso gesticularmos uma espécie de vocabulário no qual todas nós – todos, todoas – possamos nos encontrar em nossa humana condição. A guerra está no número de feminicídios, crimes homofóbicos, estupros, mortes, apagamentos – a lista é imensa. A guerra pode estar também insinuada nas palavras, sedimentando estruturas profundas.

"Nenhuma a menos" é o que escutamos e lemos nas manifestações feministas do mundo inteiro, materialidade sonora e visual em tantas línguas. "Nenhuma a menos" sintetiza um abismo. Que linha pode existir entre os cartazes que dizem "nenhuma a menos" e a naturalidade com que escutamos, até mesmo de onde menos se espera, que somos "mais uma mulher de..."?

A força dessas palavras é sentida em forma de dor, dor física. Entre ouvirmos que somos "uma a mais" e irmos às ruas para afirmar "nenhuma a menos" existe uma zona cinza, turva, que não raro atravessamos de forma solitária.

O machismo não é biológico, é discursivo e funciona através de imagens e de palavras que terminam por moldar um pensamento e nele uma forma de vida. Violências são repetidas, reiteradas e retomadas em expressões sem que ninguém as perceba. Como a linguagem acontece e nos expulsa da humanidade?

O zapatismo nos permite inverter a pergunta: como a linguagem pode agir através de nós e nos trazer pertença, sem, contudo, nos fixar? A resposta é uma notícia que nos alcança devagar e constantemente através de um sopro emitido por elas, por eles, por elxs, as, os, oas zapatistas, através de conchas de caracóis.

2 bell hooks, "A margem como um espaço de abertura radical". In: *Anseios, raça, gênero e políticas culturais*. São Paulo: Elefante, 2019. E também em bell hooks, "Sobre a autorrecuperação". In: *Erguer a voz, pensar como feminista, pensar como negra*. São Paulo: Elefante, 2019.

A HISTÓRIA DAS PALAVRAS

Não se sabe muito bem se o Subcomandante Marcos e o pequeno Antonio sonhavam ou estavam acordados quando ouviram o Velho Antonio lhes contar algo. "Antônio fala e embala a noite e o sonho com essa história, essa herança", conta Marcos. Na montanha, diz ele, a chuva e a noite se irmanam e uma pequena brasa se converte em fogueira. Antônio fala, no sonho de Marcos, sobre uma língua que nasceu com os deuses. Eles, os deuses, que caminhavam nas montanhas, pisaram acidentalmente numa grande pedra, lisa, tão lisa que rolou e quebrou-se em espelhos. Os deuses falaram aos espelhos três palavras. Os espelhos por sua vez retornavam com aquelas mesmas três palavras, e ainda com outras três mil diferentes. E assim palavras se multiplicaram, espelhadas, fazendo nascer a "língua verdadeira". Acontece que as primeiras três palavras que refletiram todas as outras foram *democracia, liberdade* e *justiça*. Para que a língua verdadeira não se perdesse, os deuses disseram que teria que se cuidar delas, para que seus reflexos, tantos e possíveis, não as rompessem. Foi assim que essa herança de palavras, conta Marcos, foi sendo cuidada pelos homens, pelas mulheres e pelas crianças que cultivam o milho, "para que não as esqueçam nunca, as caminhem, as lutem, as vivam".[3]

3 Subcomandante Insurgente Marcos; *Relatos de El Viejo Antônio*. San Cristóbal de Las Casas, México: Centro de Información y Análisis de Chiapas, 1998, México.

O SILÊNCIO SEMEIA A PALAVRA

Os folhetos que circularam nos anos 1970 na Itália perguntavam: "Permitiremos que continuamente se repita ao término de cada revolução popular que a mulher que combateu junto aos outros se vê deixada de lado com todos os seus problemas"?[4]

Não foi diferente na pandemia. "Nos confinamentos do mundo, as que estão à frente dos trabalhos práticos para manter a circulação de alimentos, os serviços básicos e os trabalhos domésticos têm sido as mulheres. Os que falam em sua maioria são os homens. A questão prática está em fazer com que as coisas funcionem e assim vemos as mulheres caladas. Seguramente grande parte do que funcionou para a manutenção da vida foi por conta da participação das mulheres", me escreve Rocío, em uma breve troca de e-mail.

Durante o ano de 2020, me ocorreu pensar em uma determinada cena: o silêncio das zapatistas. Nas divertidas noites de entrega dos *respetos* do festival de cinema do qual participávamos Peter e eu com o filme *Gyuri*, ali, na mesa redonda "nem tão redonda", estava, para o nosso belo susto, a comandância do EZLN – formada por três mulheres, três homens e três crianças. No entanto, só se ouvia a voz deles, Galeano e Moisés, em histórias sem fim. Por que elas, logo elas, não tomavam a fala?

Havia o cheiro de baunilha do cachimbo do Sub Galeano e, ao me dirigir à mesa para receber a homenagem, pude olhá-lo nos olhos ainda que rapidamente, um olhar sem rosto (prescinde um olhar de um rosto?). No entanto, o que ficou de tão forte daquela noite foi o silêncio, o silêncio das mulheres. De onde vem esse silêncio?

4 Carla Accardi; Carla Lonzi; Elvira Banotti, "Manifesto de revolta feminina". *Masp – Histórias das mulheres, histórias feministas*. vol 2. (Orgs.) Adriano Pedrosa, Amanda Carneiro e André Mesquita. São Paulo: Masp, 2019.

Seria o puro cansaço da noite longa e fria? Talvez a timidez de quem teve pouca oportunidade de se aproximar das palavras na língua castelhana? Talvez tenham vivido a impossibilidade de participar da vida social, da escola, como deixam entrever os seus relatos publicados no *El pensamento crítico frente a la Hidra Capitalista*?

Através de anos escutando os seus silêncios, talvez eu pudesse alcançar as suas diversas línguas originárias (náhuatl, paipai, kiliwa, pame, lacandón, maia, chol, tzotil, aguacateco, ópata, popolucs, jacalteco, cora, huichol, tantas outras),[5] talvez eu pudesse aprender como enxergam o mundo, o cosmos, como se olham, como veem seus filhos, seus companheiros ou companheiras a partir de crenças ancestrais. Me irmanei com elas, com o silêncio delas, das zapatistas, para atravessar os meses de pandemia. "A rebeldia não é questão de língua, mas de dignidade e de ser humano".[6] "A flor da palavra não morre, mesmo que em silêncio caminhem nossos passos. O silêncio semeia a palavra."[7]

5 Citada em um dos comunicados, "Desde las montañas del sudoeste mexicano – Comité Clandestino Revolucionário Indígena-Comandancia general del Ejército Zapatista de Liberación Nacional". Publicado em *Seis Declaraciones de la Selva Lacandona y outros documentos*. México: Eón, 2016.

6 Idem.

7 Idem.

"Tudo começou com palavras, afinal", diz Stella Senra, em seu texto "O Haiti é aqui, o Haiti não é aqui".[8] O candidato que se elegeu presidente do Brasil o fez se ausentando de debates públicos e dirigindo-se aos eleitores e eleitoras através de palavras que se espalhavam via Whatsapp, Twitter (os novos "lugares de palavras"). Muitas, todos os dias, jogadas por aí, mas que ganhavam suporte físico por horas, dias, em jornais e canais de TVs. "O que faz com que as palavras possam ser ditas pelo seu sentido e pelo seu contrário, sem pejo? Que não se acredite mais nelas, tampouco nos desmentidos? Nem nos desmentidos dos desmentidos? O que faz com que essas palavras não valham nada, mas que tenhamos de ouvi-las, respondê-las, com elas lidar sempre, sem parar?", se pergunta Stella.[9]

A palavra falsa[10] é o nome do livro de Armand Robin que Stella passou alguns anos estudando, e que traduziu em língua brasileira. Em seu texto "O Haiti é aqui, o Haiti não é aqui", Stella, ao citar o livro, conta que Robin, poeta, crítico e tradutor, manteve por vinte anos uma publicação, um boletim de três a cinco páginas intitulado "A situação internacional segundo as rádios estrangeiras". Era o resultado de sua análise da propaganda política emitida pelas rádios mundiais durante a Segunda Guerra e todo o período da Guerra Fria. "*A palavra falsa* é como um grande poema sobre a propaganda política, com a qual o autor conviveu e sobre a qual refletiu (...). Por dominar muitas línguas, Robin ouviu e estudou profundamente a propaganda das rádios russas, nas suas línguas originais, para toda

8 Publicado na série Pandemia Crítica, n-1 edições (disponível em: <https://www.n-1edicoes.org/textos>), e em *Pandemia crítica*. São Paulo: n-1 edições, 2021.

9 Idem.

10 A ser publicado em 2021 pela n-1 edições.

a URSS, e publicou por 21 anos sua análise do que aquelas palavras escondiam. Entendeu a lógica do funcionamento da linguagem totalitária, que busca vergar as mentes e impor aceitação. Para ela não importa a verdade. Nem a mentira. Ela busca a eficácia. Ela é ação. Robin entendeu o que acontece aos homens que ouvem, todo dia, que a colheita de trigo cresceu, quando a fome lhes bate à porta",[11] escreveu Stella.

11 Ibid.

PALAVRA CRISTAL E ESPELHO

Uma revolução política precisa desmantelar a estrutura da linguagem. Ou a linguagem precisa desmantelar arranjos que só nos desumanizam. Como usar a linguagem em uma dinâmica de ruptura? Uma nova linguagem precisa surgir, que seja ela mesma uma espécie de transformação política, poética, que seja ela mesma a invenção de um lugar, de uma possibilidade de aliança.

O zapatismo foi sonhado nas noites da Selva Lacandona ou das montanhas. Um pequeno grupo de homens e mulheres, entre eles Marcos, repetiram o que fizeram mulheres do México e do Peru, durante os séculos XVI e XVII, ao fugirem para as montanhas e reunirem ali "a população para resistir aos invasores estrangeiros", como escreveu Silvia Federici.[12] Lá passaram dez anos ouvindo histórias sobre o amanhecer da vida. "Tudo ainda em suspenso, ainda silente. Tudo sereno, ainda em sossego. Tudo em silêncio, vazio também o ventre do céu".[13] As primeiras mulheres, os primeiros homens e as primeiras crianças zapatistas tiveram as suas mestras e mestres das palavras, puderam tocar ou renovar as narrativas sobre a criação do cosmos, dos homens, das mulheres, dos animais e das plantas, e histórias sobre a invenção de línguas e o surgimento de palavras.[14]

12 Silvia Federici, "Mulheres, lutas por terra e globalização: uma perspectiva internacional". In: *O ponto zero da revolução*. São Paulo: Elefante, 2019.

13 *Popol Vuh – o esplendor da palavra antiga dos Maias-Quiché de Quauhtlemallan: aurora sangrenta, história e mito*. São Paulo: Ubu, 2019.

14 O "livro da comunidade" ou o "livro do conselho" são as traduções possíveis para Popol Vuh, como é intitulado este livro escrito no século XVI com narrativas dos Maias-Quiché. Josely Vianna Baptista, tradutora do livro em sua última versão brasileira, explica, no prefácio, que um anônimo "Mestre da Palavra", na tentativa de preservar a cosmogonia e genealogia daqueles povos ("cercados que estavam pelas fogueiras reais e simbólicas dos invasores espanhóis"), registrou-as

Entenderam que seres humanos não são constituídas e constituídos nem de madeira, tampouco de ouro, mas antes de milho e, portanto, do que comem, do que na terra se planta e se colhe.

"(...) nossa voz começou a caminhar há séculos e não se apagará nunca mais", escreveu o EZLN.[15] É assim que as e os zapatistas evocam vozes de um passado tão longínquo quanto presente para fazer existir e ecoar as palavras e os modos de existência da gente tzotzile, tzeltale, chole, tojolobale, mame, zogne, entre outros povos indígenas que constituem o movimento. São, portanto, as palavras indígenas maia que atravessam os séculos – e como se vê, o zapatismo retoma a dívida que a nossa vida tem com línguas que poderiam desaparecer.

"(...) palavra espelho e cristal", escreveu certa vez Sub Marcos,[16] "que deixa rastros, os rastros indicam rumos, os rumos envolvem definições e compromissos". "Para os e as zapatistas, a palavra não é um simples discurso. Ela enraíza-se na prática e se compromete", escreveu Jérôme Baschet.[17] Um pensar-agir, que desfaz a divisão entre pensar e sentir.

---

em um manuscrito – em língua quiché, "mas no recém-aprendido alfabeto latino". Algumas histórias do Popol Vuh parecem estar nos contos que o Velho Antonio assopra para Marcos, e dele ao zapatismo. Para mais: *Popol Vuh – o esplendor da palavra antiga dos Maias-Quiché de Quauhtlemallan: aurora sangrenta, história e mito*. São Paulo: Ubu, 2019. Um estudo da socióloga Lia Pinheiro Barbosa, intitulado "O Popol Wuh na contemporânea luta indígena zapatista mesoamericana", articula escritos daquele livro com os relatos do Sub Marcos presentes em seus Relatos de *El Viejo Antonio*.

15 "Sobre el PFCRN y la ofensiva militar del gobierno", comunicado do EZLN de 11/01/1994, Disponível em: <https://enlacezapatista.ezln.org.mx/1994/01/11/sobre-el-pfcrn-y-la-ofensiva-militar-del-gobierno/>. (Acesso: jan. 2021).

16 Em "Siete pensamentos em mayo de 2003". Disponível em: <https://enlacezapatista.ezln.org.mx/2003/05/02/el-mundo-siete-pensamientos-en-mayo-de-2003-mayo-del-2003/>. (Acesso: jan. 2021).

17 Em *A experiência zapatista. Rebeldia, resistência e autonomia.* São Paulo, n-1 edições, 2021.

A FLOR DA PALAVRA QUANDO PALAVRA

Uma prostituta dorme e sonha com as palavras de um poeta. Uma prostituta dorme e um poeta lhe fala: "Descrevi sua própria natureza e comportamento. Contei como necessitava de uma vida com mais possibilidade para se expressar (...) ressaltei que, na falta de canais adequados, suas emoções transbordavam em direções que as levavam à dissipação. Falei, com palavras bonitas, creio, sobre uma arte que estava para nascer, uma arte que abriria caminho para mulheres como ela".

Quem fala àquela mulher é Jean Toomer, citado por Alice Walker em "À procura dos jardins de nossas mães".[18] Ali, Walker conta sobre as percepções do poeta em 1920 em torno das mulheres negras e prostituídas do sul dos Estados Unidos, "mulheres negras cuja espiritualidade era tão intensa, tão profunda, tão inconsciente que elas mesmas desconhecem a riqueza contida nelas". Mais adiante no texto, Walker, ao comentar o trabalho das escritoras Phillis Wheatley, Nella Larsen e Zora Hurston, fala de uma evidência dos "espíritos contrários", esses que levaram por muito tempo essas mulheres a desconhecer a riqueza que elas carregavam, riquezas de quem guarda palavras.

No Smithsonian, em Washington, encontra-se uma colcha "diferente de outra qualquer", escreve Alice Walker. Ela é considerada rara e o seu valor, inestimável. Embora feita de retalhos pobres, sem um padrão de costura, "trata-se do trabalho de uma pessoa que obviamente tinha uma imaginação poderosa e um sentimento espiritual profundo. Abaixo da colcha, vi uma nota que dizia que ela foi produzida por uma 'mulher negra anônima do Alabama, há 100

18 Alice Walker, "À procura dos jardins de nossas mães". In: *Histórias das mulheres, histórias feministas: vol. 2*. São Paulo: Masp, 2019.

anos'". Eis uma artista que deixou a sua voz através do único material de que dispunha. "Foi assim que nossas mães e avós, na maioria das vezes anonimamente, transmitiram (...) a semente da flor que elas jamais esperavam ver: ou como uma carta fechada que simplesmente não conseguiam ler", diz Walker.[19]

Refletindo sobre a Guerra do Vietnã no começo dos anos 1970, o monge budista Thich Nhat Hanh, citado por bell hooks,[20] falou sobre como forças de dominação agridem, fragmentam, dispersam, nos partem ao meio, nos tornam distantes de nós. Nossos espíritos já não encontram nossas almas. Nhat Hanh, como diz hooks, fala de um cuidado em termos espirituais de modo a não mais permitir que forças, pequenas ou grandes, diretas ou indiretas, oprimam. Trata-se do que hooks chamou de "recuperação". Para ela, a recuperação (também do espírito) vem não somente da espiritualidade, mas através da voz, erguer a voz.

[Dá vontade de abrir parênteses e citar Audre Lorde: "(...) a poesia não é um luxo. É uma necessidade vital da nossa existência. Ela cria um tipo de luz sob a qual baseamos nossas esperanças e nossos sonhos de sobrevivência e mudança, primeiro como linguagem, depois como ideia, e então como ação mais tangível".[21]]

19 Idem.

20 bell hooks, "Sobre a autorrecuperação". In: *Erguer a voz, pensar como feminista, pensar como negra*. São Paulo: Elefante, 2019.

21 Audre Lorde, "A poesia não é um luxo". In: *A irmã outsider – ensaios e conferências*. Belo Horizonte: Autêntica, 2019.

A LEI REVOLUCIONÁRIA DE MULHERES

Durante alguns anos, Comandanta Ramona, Comandanta Esther e Comandanta Ana Maria percorreram comunidades zapatistas e juntaram as palavras das mulheres. Ouviram o que já sabiam: eram violentadas por maridos que, por sua vez, elas não escolheram. Podiam ter filhos e filhas que não planejaram ter. Acumulavam o trabalho doméstico e o trabalho na roça, a colheita e a cozinha. Não tinham direito de ir à escola, portanto não sabiam ler em suas próprias línguas, tampouco podiam se ausentar da casa, ter vida social – estavam jogadas em um canto mais distante ainda. "Nós, os povos indígenas, adotamos a maneira com que os espanhóis tratavam suas mulheres", disse certa vez *compañera* Ana.[22] Um legado colonial, não indígena. Nomear a dor, revelá-la em um contexto ligado a estratégias de resistência e transformação, tirou as mulheres das comunidades zapatistas do isolamento, criou laços de conexão e de cuidado entre elas.

Desta escuta, Ramona, Esther e Ana Maria organizaram a raiva, elencaram os pontos que serviram de base ao que constituiu a *Lei Revolucionária de Mulheres*,[23] aprovada em 1993, antes do levante. Aliás, foi a Major Ana Maria quem comandou a ocupação militar de San Cristóbal de las Casas, em 1994. A tomada da palavra parece ter sido o caminho aberto pelas zapatistas para a tomada da cidade – e, depois, para a conciliação de mundos fragmentados.

A Lei e os processos que a fizeram existir colocaram as questões de gênero na base política do zapatismo. Mulheres zapatistas não

22 Reproduzido em *El acuerdo es vivir y vivir es luchar. Transcripciones, comunicados históricos y recientes de la lucha de las mujeres zapatistas*. Sán Cristóbal de las Casas: Taller de la Cosecha, 2019.

23 Ver texto a partir da p. 122 deste livro.

aprenderam a lutar inspiradas em levantes, manifestos ou teorias feministas outras. Sequer se dizem feministas. O que defendem se articula com as suas necessidades e aquelas que podem garantir o cuidado com as filhas e filhos, com a Mãe Terra, o cuidado com a diversidade de sementes, com as relações amorosas e de afeto com companheiros e companheiras, o comprometimento com o trabalho, com o ensino, a saúde, com a transmissão de saberes, com a comunidade. Sob esses trançados sígnicos elas reivindicaram equidade em cargos em todas as instâncias do movimento. São anseios coletivos, portanto, e que resumem "a proposta política zapatista, no sentido de que [a mulher] não é 'mais uma'(...)",[24] escreveu Sylvia Marcos. No zapatismo, a luta pela terra trouxe consigo aquela pela paridade entre os gêneros. A notícia feminina zapatista ecoou em outros territórios indígenas no México, os modificando.[25] O peso do silêncio feminino ganhou outras camadas, o apagamento ou anulação dos trabalhos, dos tempos, dos ciclos próprios das mulheres, de suas necessidades como trabalhadoras, como mulheres que lutam, como mães, como esposas, namoradas, passaram a ser observados, considerados. Ao se libertarem dos espíritos contrários, elas puderam se enxergar, se olhar. Ergueram a voz e, ao fazê-lo, ergueram os olhos. É uma questão de estar bem. Trata-se de criar espaço, aliança. Eis o ar, a aura, a atmosfera que o movimento zapatista almejou: "Então, se alguma vez pedissem para mim, sombra fantasmal de

24 Sylvia Marcos, *Mujeres Indígenas Rebeldes Zapatistas*. México: Eón, 2011.

25 Conta María de Jesús Patrício Martínez, Marichuy, durante fala na mesa "*La esperanza es zapatista: Un mundo donde una niña nazca y crezca sin miedo...*", veiculada em 16 de novembro de 2020 pelo Colectivo Transdiciplinário de Investigaciones Críticas, como parte das comemorações do 37º aniversário do EZLN. Da etnia náhuatl, de Tuxpan, estado de Jalisco, no México, Marichuy, que já participou do movimento zapatista, foi pré-candidata à presidência do México, em 2018. Tinha o apoio do EZLN e, naquela ocasião, percorreu comunidades indígenas de todo país para colher suas vozes e, desta forma, compor sua candidatura.

nariz impertinente, que definisse o objetivo do zapatismo, eu diria: 'fazer um mundo onde a mulher nasça e cresça sem medo'", escreveu Sub Galeano ao amigo Juan Villoro Ruiz.[26]

Que uma mulher nasça e cresça sem medo... Só assim seria possível olhar nos olhos da menina Defensa Zapatista, amiga imaginária do Subcomandante Insurgente Galeano, e com ela contar uma história em que... Haverá uma vez que... A vida não será mais feita somente de pesadelos, pois pesadelos, Defensa Zapatista, são apenas uma parte da vida, e é preciso defender outro grande pedaço dela, a alegria.

26 Ver texto p. 175 deste volume.

ESTHER

"Meu nome é Esther, mas isso não importa agora. Sou zapatista, mas isso tampouco importa neste momento. Sou indígena e sou mulher, e isso é o único que importa agora", disse a comandante, em março de 2011, no Congresso da União do México – em um discurso não reconhecido oficialmente pelo Congresso mexicano. "Alguns terão pensado que esta tribuna seria ocupada pelo Subcomandante Marcos e que caberia a ele dar a mensagem central dos zapatistas. Podem ver que não é isso que aconteceu. O Subcomandante Insurgente Marcos é isto, um Subcomandante. Nós somos os comandantes, os que mandamos em conjunto, os que mandamos obedecendo a nossos povos", continuou ela que, com o Sub, as comandantas Ramona, Ana Maria e um grupo de zapatistas, chegou no dia 11 de março de 2011 ao Zócalo da cidade do México após 37 dias de caminhada, depois de percorrer seis mil quilômetros desde as montanhas de Chiapas. Tratava-se da Marcha por el calor de la tierra, protesto zapatista em defesa dos *Acuerdos de San Andrés Larraínzar pelos direitos e manutenção das culturas e dos povos indígenas. Os acordos foram assinados entre o governo e o* EZLN *EM FEVEREIRO DE 1996. O GOVERNO DO MÉXICO, CONTUDO, CONTRA TODAS AS PROMESSAS, NUNCA OS CONCRETIZOU EM LEIS.*

MAR E MONTANHA

"Às vezes parece mar, a montanha. Às vezes a noite parece montanha. O mar. A mar. O manhã. A manhã. Mar e manhã não têm sexo. Talvez por isso os tememos. Ou talvez por isso os desejamos. (...) O coração é uma bolsa onde cabem mar e manhã. O problema não é como enfiar mar e montanha no peito, mas entender que o coração é isso, uma bolsa para guardar mar e montanha."[27]

27 Subcomandante Marcos. "PONENCIA A 7 VOCES. Ponencia a 7 voces 7. Ponencia a 7 voces 7. Ponencia a 7 voces 7. Ponencia a 7 voces 7. Ponencia a 7 voces 7. Ponencia a 7 voces 7. Ponencia a 7 voces 7." Em *Seis Delcaraciones de la Selva Lacandona y otros documentos*. México: Eón, 2016.

HABITAÇÃO FLOR

Sob as folhas caídas e secas da selva Lacandona, vive uma flor diminuta, de luz própria, menos de dois centímetros, uma pequena planta hialina, em forma de estrela, endêmica daquela floresta úmida. A *Lacandonia schismatica* tem os órgãos sexuais invertidos, algo raríssimo e mesmo único entre espécies de flores. Seria uma escultura genômica que desafia a teoria da evolução das espécies. Em um pequeno artigo dedicado à flor cita-se o nome de Richard Goldschmidt, geneticista que em 1940, sem ainda conhecer a pequena flor, sugeriu que a floresta Lacandona poderia produzir o que ele chamou de "monstros esperançosos" – ou seja, espécies novas surgidas a partir de "macromutações", e não somente a partir de uma lógica de seleção natural das espécies.[28] Seria como dizer que *Lacandonia schismatica* tem uma personalidade tão própria que inaugura algo de novo, uma nova forma de viver. A pequena flor é hermafrodita e se autofecunda – antes mesmo de se abrir. Quando se abre, a água, o vento ou insetos carregam as sementes que germinam para repetir o ciclo vital das plantas com flores. Colônias de um fungo miscroscópico moram dentro desta pequena flor, que lhes dá abrigo. Os fungos, por sua vez, quebram compostos de carbono para alimentar sua hospedeira sombria. Ambos, fungos e flor, quando morrem, se decompõem e seus nutrientes irão percorrer várias e diferentes espécies de plantas e árvores. Tão singular e tão própria em seu funcionamento, a *schismatica* não faz outra coisa a não ser se comunicar com o seu entorno. Fecha-se para ovular e distribui sementes fecundas quando se abre. Tão submersa entre folhas em decomposição, tão presente na vida e na morte, ela é uma síntese do que podemos entender da palavra floresta.

28 "Relatos breves sobre evolución y regulacíon genética". Instituto de Ecologia – Universidade Nacional Autônoma do México. Disponível em: <http://web.ecologia.unam.mx/oikos3.0/index.php/todos-los-numeros/archivo/10-evolucion-y-regulacion-genetica>. (Acesso: jan. 2020).

FLORESTA

"Qual o seu movimento?" era a primeira pergunta que nos dirigiam as e os zapatistas quando estivemos ali, em 2019. O que exatamente encobre esta pergunta tão simples quanto aguda? Seria pensar algo como: "Nós, aqui, estamos fazendo assim. E você?" Um chamamento, uma convocação para que eu fosse ao Segundo Encontro de Mulheres Que Lutam, que aconteceria em dezembro de 2019 – era a segunda pergunta que me dirigiam. São convocatórias e convocações a todas nós que nos declaramos mulheres. Ao fazê-las, elas, as zapatistas promovem o exercício de abertura ao mundo e, ainda, nos convidam a nos unir, apesar de todas as nossas diferenças. Espaços só de mulheres têm sido tão importantes para entendermos a zona cinza, turva, que violências produziram e produzem, ontem e hoje.

No encontro de 2018, em um dos discursos ali ditos, surgiu a imagem de que somos uma floresta.[29] Talvez na ideia de floresta possa caber uma teoria (se é possível falar assim) sobre o feminismo zapatista: a manutenção da vida. Afinal, uma floresta é uma forma de conceber, mas também de engendrar, através da cooperação, a vida. Floresta é a pele da Terra, todos os seus seres, árvores imensas e pequenas, arbustos, folhagens, fruto, folhas, flor, musgos, líquens, seiva, fungos, mamíferos grandes, pequenos, minúsculos, aves de tantos tamanhos, répteis, insetos, milhares de espécies deles em cada copa de árvore (quantos olhos têm uma floresta?), incontáveis seres ainda tão desconhecidos por nós (todo um cosmos, portanto), que por sua vez e a cada vez mantêm relacionamentos mútuos, sutis ou não, cujo objetivo único é se relacionar e manter, equilibrar a vida. Além disso, as árvores, as folhas de uma

29 Ver p. 129 deste livro.

floresta soltam cheiros, suam, orvalham e, ao fazê-lo, produzem vapor que, em contato com a atmosfera, forma a neblina, as chuvas – que regam a própria floresta, as roças contidas nelas e, além delas, enchem os rios onde nadam e se alimentam os peixes.[30]

30 A partir de leituras em Emanuele Coccia, *A vida das plantas* (Cultura e Barbárie, 2018) e entrevista da autora (setembro de 2019) com Antônio Nobre.

NA PELE, O COSMOS

Entre os povos maia, o corpo não se opõe à mente, tampouco ao que se sente. O mundo de fora e o de dentro parecem fundir-se. Mundo interno e externo encontram-se. Não há pele (mas as zapatistas carregam mantos sobre o dorso). "Entre o exterior e o interior existe uma troca permanente e contínua. O material e o imaterial, o exterior e o interior estão em permanente interação (...). Tudo aponta para um conceito de corporeidade aberto às grandes direções do cosmos (...). Expressa conceitos da interconexão dos corpos e do cosmos (...)",[31] diz Sylvia Marcos.

Um abraço de uma mulher zapatista, conta ela,[32] contém seis espíritos: o de uma recém-nascida, uma criança, uma jovem, o abraço de uma mulher adulta, uma velha e o abraço de uma mulher morta. Florestas, além da diversidade entre espécies que se autoprotegem, condensam também um tempo outro, uma cronologia própria. Não só árvores e plantas não têm a mesma idade, tampouco jamais são iguais, mas as espécies também provêm de épocas distintas. O que Darwin descreveu sobre a evolução das espécies no século XIX os ameríndios já sabiam: o que está na floresta nos constitui. "Não esquecer que um dia fui um muriqui-do-norte", diz um poema. Entender que somos floresta constitui uma base ética. A floresta foi adotada pelas e pelos zapatistas como forma de discurso, de poética, de linguagem, através da manutenção de tempos, de relações dilatadas, da impossibilidade de dominação

31 Sylvia Marcos, *Mujeres Indígenas Rebeldes Zapatistas*, op. cit.

32 Durante fala na mesa "La esperanza es zapatista: Un mundo donde una niña nazca y crezca sin miedo...", veiculada em 16 de novembro de 2020 pelo Colectivo Transdiciplinário de Investigaciones Críticas, como parte das comemorações do 37º aniversário do EZLN. Ver também página 145 deste livro.

(posto que floresta), ancestralidades, embora cultura viva, em mutação – é toda uma pedagogia mítica, material vivo para seguir.

"No morirá la flor de la palabra", afirmam as zapatistas a cada anoitecer, a cada amanhecer, preservando os seus cristais em tecidos bordados. Quando elas constituíram a Lei Revolucionária de Mulheres, deram um basta em vícios, modos de vida e de organização masculinas, heranças de uma dominação violenta, hoje ainda reproduzidas por patrões das fazendas (as fincas) daquelas terras sempre indígenas. O mundo pode ser imenso, mas não raro a resposta mais sincera ao que realmente importa parece estar muito perto, talvez dentro – e a sensação que dá é que a cada momento podemos mudar o roteiro, numa pausa, num deslocamento, breve hiato, num desvio daquilo que parecia tão sólido. A insurgência pode ser uma grande marcha em silêncio enquanto se atravessa a madrugada fria, enquanto se atravessa o oceano, mas ela se dá também nos lares, no entorno do lar, a comunidade, viver o outro – com as pálpebras úmidas de neblina, pela proximidade do céu, as montanhas. Ao romper com heranças coloniais tão fortemente presentes que só nos levam à destruição completa, as zapatistas libertaram também aos homens – e lá do sudoeste mexicano elas acendem as luzes que iluminam um mundo que mostra o que pode acontecer quando o feminismo se tornar uma prática: pertencer à própria vida.

REVOLUCIONÁRIA

LEI DE MULHERES*

EXÉRCITO ZAPATISTA DE LIBERTAÇÃO NACIONAL

Na sua justa luta pela libertação do nosso povo, o EZLN incorpora as mulheres na luta revolucionária sem distinção de raça, credo, cor ou filiação política, com o único requisito de tomar como suas as demandas do povo explorado e seu compromisso de cumprir e de fazer cumprir as leis e regulamentos da revolução. Além disso, levando em consideração a vida da mulher trabalhadora no México, se incorporam suas justas demandas de igualdade e justiça na seguinte:

LEI REVOLUCIONÁRIA DE MULHERES

* *El Despertador Mexicano*,
Órgão informativo do EZLN, México, Nº 1, dezembro de 1993.

PRIMEIRO As mulheres, sem distinção de raça, credo, cor ou filiação política, têm o direito de participar na luta revolucionária no lugar e grau determinados por sua vontade e capacidade.

SEGUNDO As mulheres têm o direito de trabalhar e receber um salário justo.

TERCEIRO As mulheres têm o direito de decidir o número de filhos que podem ter e cuidar.

QUARTO As mulheres têm o direito de participar nos assuntos da comunidade e podem ter um cargo se forem eleitas livre e democraticamente.

QUINTO As mulheres e os seus filhos têm o direito à atenção primária na saúde e na alimentação.

SEXTO As mulheres têm o direito à educação.

SÉTIMO As mulheres têm o direito de escolher com quem vão se casar e não estão obrigadas a casar à força.

OITAVO Nenhuma mulher poderá apanhar ou ser maltratada fisicamente, nem por familiares nem por estranhos. Os delitos de tentativa de estupro e estupro serão castigados severamente.

NONO As mulheres poderão ocupar cargos de direção na organização e ter patente militar nas forças armadas revolucionárias.

DÉCIMO As mulheres terão todos os direitos e obrigações enunciadas pelas leis e regulamentações revolucionárias.

PALAVRAS EM NOME DAS MULHERES ZAPATISTAS

NO INÍCIO
DO PRIMEIRO ENCONTRO
INTERNACIONAL
POLÍTICO
ARTÍSTICO
ESPORTIVO
E CULTURAL
DE MULHERES QUE LUTAM

CARACOL DA ZONA TZOTS CHOJ

8 de março de 2018

Bom dia, irmãs do méxico e do mundo.

Bom dia, companheiras da Sexta Nacional e Internacional.

Bom dia, companheiras do Congresso Nacional Indígena e do Conselho Indígena de Governo.

Bom dia companheiras comandantas, bases de apoio, autoridades autônomas, responsáveis de áreas, combatentes e insurgentas.

Antes de mais nada, queremos mandar um grande abraço à família da companheira da Baixa Califórnia Sul, Eloisa Vega Castro, das redes de apoio ao Conselho Indígena de Governo, que morreu quando acompanhava a delegação do CIG no último 14 de fevereiro.

Esperamos até esse dia para saudar a memória de Eloisa para que o nosso abraço fosse maior e conseguisse chegar longe, até o outro lado do México.

E esse abraço e essa saudação são grandes porque são de todas as zapatistas e de todos os zapatistas neste 8 de março para essa mulher que lutou e hoje nos faz falta: Eloisa Vega Castro. Nossos sentimentos para sua família.

Irmãs e companheiras que nos visitam, obrigada a todas que já estão presentes aqui neste Primeiro Encontro Internacional de Mulheres que Lutamos.

Obrigada por terem feito esforço para vir de todos os mundos a este rincão em que estamos.

Bem sabemos que não foi fácil chegar até aqui e que talvez muitas mulheres que lutam não puderam vir a este encontro.

Meu nome é Insurgenta Erika, que assim nos chamamos as insurgentas quando não falamos do individual e sim do coletivo. Sou capitã insurgente de Infantaria e me acompanham outras companheiras insurgentas e combatentes de diferentes graus.

Nosso trabalho vai ser cuidar deste lugar para que só estejam mulheres e não deixar que nenhum homem se meta. Porque sabemos que são cheios de manhas.

Então vocês vão ver que andamos por vários lados, e isso é para vigiar para que os homens não se metam, e se algum se meter vamos agarrar ele e tirá-lo porque foi dito claramente que homens não estão convidados e por isso cabe a eles ficar lá fora e depois ficarão sabendo o que aconteceu aqui.

Vocês podem andar por onde quiserem, podem sair e entrar as vezes que quiserem, só precisam do crachá e pronto. Mas os homens não podem entrar até que o nosso encontro acabe.

Há também algumas companheiras promotoras de saúde e algumas doutoras. Então, se alguém ficar doente ou se sentir mal, basta dizer a qualquer uma de nós e rapidamente avisamos para que as promotoras atendam e, se for necessário, que a doutora examine e, se for necessário, temos uma ambulância pronta para levar para um hospital.

Há também companheiras coordenadoras técnicas de som, de luz (caso acabe), de higiene, como do lixo e dos banheiros e para que essas companheiras também possam participar do encontro pedimos a vocês que cuidem do lixo, da higiene, dos banheiros.

Hoje somos muitas, mas é como se fôssemos uma só para recebê-las e que se sintam o melhor possível segundo nossas condições.

Irmãs e companheiras, nossa palavra é coletiva, por isso minhas companheiras estão aqui comigo.

Cabe a mim ler, mas esta palavra foi decidida em coletivo com todas as companheiras que são organizadoras e coordenadoras neste encontro.

Para nós, como mulheres zapatistas, é um orgulho muito grande estar aqui com vocês e agradecemos a vocês porque nos deram um espaço para compartilhar com vocês nossas palavras de luta como mulheres zapatistas que somos.

Como falo em nome de minhas companheiras, minha palavra vai estar misturada, porque somos de idades diferentes e de diferentes línguas, temos histórias diferentes.

Porque eu mesma trabalhei como empregada em uma casa da cidade, antes do levante, cresci na resistência e rebeldia zapatistas de nossas avós, mães e irmãs mais velhas.

Também olhei como está a situação em nossos vilarejos desde antes da luta, uma situação muito difícil de explicar com palavras e mais difícil de viver, vendo como morriam de doenças curáveis meninos e meninas, jovens, adultos, idosos e idosas.

E tudo por falta de atenção médica, de boa alimentação, de educação.

Mas também morríamos por sermos mulheres e morríamos mais.

Não havia clínicas e, onde havia, ficava longe. E os doutores do mau governo não nos atendem porque não sabemos falar castelhano e porque não temos dinheiro.

Na casa onde trabalhei como empregada, não tinha salário, não sabia falar espanhol e não podia mais estudar, mal aprendi um pouco para falar.

Depois soube que existia uma organização que luta e comecei a participar como base de apoio e saía de noite para estudar e voltar já amanhecendo porque nessa época ninguém sabia da luta que fazíamos porque era tudo clandestino.

Nessa época eu participava de trabalhos coletivos com outras mulheres zapatistas como no artesanato, plantar feijão, milho, cuidar de granja.

E fazíamos tudo clandestinamente, porque se tivéssemos reuniões ou estudos políticos, tínhamos que dizer de outra maneira porque alguns não sabiam nada nem em suas próprias famílias.

Mas também nasci e cresci depois do início da guerra.

Nasci e cresci com as patrulhas militares rondando nossas comunidades e estradas, escutando os soldados dizerem merdas às mulheres só porque eles eram homens armados e nós éramos e somos mulheres.

Mas não tivemos medo assim em coletivo, então decidimos lutar e nos apoiar em coletivo como mulheres zapatistas que somos.

Assim aprendemos que podemos defender e que podemos dirigir.

E não foram palavras de um discurso, mas, na verdade, pegamos as armas e lutamos contra o inimigo, e na verdade tomamos o comando e dirigimos combates com uma maioria de homens em nossas tropas.

E sim, nos obedeceram porque não importava se você era homem ou mulher, e sim se você estava disposta a lutar sem se render, sem se vender e sem claudicar.

E embora não tivéssemos estudo, tínhamos sim muita raiva, muita coragem, por todas as merdas que nos fazem.

Porque vivi o desprezo, a humilhação, as gozações, as violências, os golpes, as mortes por ser mulher, por ser indígena, por ser pobre e agora por ser zapatista.

E saibam bem que nem sempre era um homem que me explorava, me roubava, me humilhava, me batia, me desprezava, me matava.

Muitas vezes era uma mulher que fazia isso comigo. E ainda fazem assim.

E também cresci na resistência e vi como minhas companheiras construíram escolas, clínicas, trabalhos coletivos e governos autônomos.

E vi festas públicas onde todas sabíamos que éramos zapatistas e sabíamos que estávamos juntas.

E vi que a rebeldia, que a resistência, que a luta, é também uma festa, embora às vezes não haja música nem dança e só haja a labuta dos trabalhos, da preparação, da resistência.

E vi que onde antes só se podia morrer, por ser indígena, por ser pobre, por ser mulher, construíamos em coletivo outro caminho de vida: a liberdade, nossa liberdade.

E vi que onde antes só tínhamos a casa e o campo, agora temos escolas, clínicas, trabalhos coletivos onde, como mulheres, lidamos com aparelhagem e dirigimos a luta, ainda que com erros, mas aí vamos avançando, sem que ninguém nos diga como devemos fazer, a não ser nós mesmas.

E vejo agora que sim, avançamos, embora seja um pouco, mas sempre é alguma coisa.

E não pensem que foi fácil. Custou muito e continua custando muito.

E não só por causa do maldito sistema capitalista que quer nos destruir, também porque temos que lutar contra o sistema que faz os homens acreditarem e pensarem que nós mulheres somos menos e que não temos serventia.

E às vezes também, é preciso dizer, mesmo entre mulheres nós nos sacaneamos e falamos mal umas das outras, ou seja, não nos respeitamos.

Porque não só os homens, também existem mulheres das cidades que nos desprezam porque não sabemos da luta de mulheres, porque não lemos livros onde as feministas explicam como deve ser e tantas coisas que dizem e criticam sem saber como é a nossa luta.

Porque uma coisa é ser mulher, outra ser pobre e outra ainda é ser indígena. E as mulheres indígenas que estão me escutando sabem bem. E outra coisa, ainda mais difícil, é ser mulher indígena zapatista.

Claro, sabemos que nos falta muito ainda, mas, como somos mulheres zapatistas, não nos rendemos, não nos vendemos e não trocamos nosso caminho de luta, ou seja, não claudicamos.

E que tanta coisa podemos fazer? Vocês podem ver aqui neste encontro, porque foi organizado entre mulheres zapatistas.

Porque não foi uma ideia assim, do nada.

Há vários meses, quando o Congresso Nacional Indígena e o Conselho Indígena de Governo disseram que como mulheres vamos dizer que não temos medo ou que sim, temos, mas o controlamos, nós começamos a pensar em coletivo que também temos que fazer alguma coisa.

Então, em todas as zonas, nos coletivos de mulheres, grandes e pequenos, começou-se a discutir o que fazer como mulheres zapatistas que somos.

E na seção do ano passado saiu a ideia de que só mulheres zapatistas vamos falar e honrar o conselho indígena de governo. E assim fizemos, porque só mulheres recebemos nossas companheiras do Conselho Indígena de Governo e a porta-voz Marichuy, aqui presente.

Mas não só, também nos coletivos pensamos e discutimos que temos que fazer mais, porque vemos algo que está acontecendo.

E o que vemos, irmãs e companheiras, é que estão nos matando.

E que estão nos matando porque somos mulheres.

Como se fosse nosso delito e nos colocam a sentença de morte.

Então pensamos em fazer este encontro e em convidar todas as mulheres que lutam.

E vou dizer a vocês por que pensamos isto:

Estão presentes aqui mulheres de muitas partes do mundo.

Há mulheres que têm grandes estudos, que são doutoras, licenciadas, engenheiras, cientistas, professoras, estudantes, artistas, dirigentes.

Bom, nós não temos muitos estudos, algumas mal falamos alguma coisa de espanhol.

Vivemos nestas montanhas, as montanhas do sudoeste mexicano.

Aqui nascemos, aqui crescemos. Aqui lutamos. Aqui morremos.

E vemos, por exemplo, essas árvores que estão lá e que vocês dizem que são "floresta" e nós chamamos de "monte".

Bom, mas sabemos que nessa floresta, nesse monte, há muitas árvores que são diferentes.

E sabemos que há. Por exemplo, *ocote* ou pinheiro, tem mogno, tem cedro, tem *bayalté*, e há muitos tipos de árvores.

Mas também sabemos que cada pinheiro e cada *ocote* não é igual, e sim que cada um deles é diferente.

Sabemos, sim, mas quando vemos assim dizemos que é uma floresta ou que é um monte.

Bom, aqui estamos, como uma floresta ou como um monte.

Todas somos mulheres.

Mas sabemos que existem de diferentes cores, tamanhos, línguas, culturas, profissões, pensamentos e formas de luta.

Mas dizemos que somos mulheres e, além disso, que somos mulheres que lutam.

Então somos diferentes, mas somos iguais.

E embora existam mulheres que lutam e que não estão aqui, também pensamos nelas, ainda que não as vejamos.

E também sabemos que existem mulheres que não lutam, que se conformam, ou seja, que desmaiam.

E então podemos dizer que no mundo todo existem mulheres, um bosque de mulheres, que o que as torna iguais é que são mulheres.

Mas então nós, como mulheres zapatistas, vemos algo mais que está acontecendo.

E é que a violência e a morte que sofremos também nos tornam iguais.

Assim vemos a modernidade deste maldito sistema capitalista, vemos que tornou floresta as mulheres do mundo todo com sua violência e sua morte que têm a cara, o corpo e a cabeça estúpida do patriarcado.

Então dizemos a vocês que as convidamos para nos falarmos, nos escutarmos, nos olharmos, para nos festejarmos.

Pensamos que é melhor ter só mulheres para que possamos falar, escutar, olhar, festejar sem o olhar dos homens, não importa se são homens bons ou homens maus.

O que importa é que somos mulheres e que somos mulheres que lutamos, ou seja, que não nos conformamos com o que acontece e cada uma, de acordo com o seu jeito, seu tempo, seu lugar, luta *aí*, ou seja, se rebela. Se esquenta e faz alguma coisa.

Então dizemos a vocês, irmãs e companheiras, que podemos escolher o que vamos fazer neste encontro.

Ou seja, que podemos escolher.

Podemos escolher competir para ver quem é a mais porreta, quem tem a melhor palavra, quem é mais revolucionária, quem é mais pensadora, quem é mais radical, quem é mais bem comportada, quem é mais liberada, quem é mais bonita, quem está melhor, quem dança melhor, quem pinta mais bonito, quem canta bem, quem ganha no esporte, quem luta mais.

De qualquer forma, não haverá homens que digam quem ganha e quem perde. Só nós.

Ou podemos falar e nos escutar com respeito, como mulheres de luta que somos, podemos nos dar dança, música, cinema, vídeo, pintura, poesia, teatro, escultura, diversão, conhecimento e assim alimentar nossas lutas que cada uma tem onde estamos.

Então podemos escolher, irmãs e companheiras.

Ou competimos entre nós e, no final do encontro, quando voltarmos para nossos mundos, vamos nos dar conta de que ninguém ganhou.

Ou concordamos em lutar juntas, como diferentes que somos, contra o sistema capitalista patriarcal que é quem está nos violentando e assassinando.

Aqui não importa a idade, se são casadas, solteiras, viúvas ou divorciadas, se são da cidade ou do campo, se são partidistas, se são lésbicas ou assexuais ou transgênero ou como se diga cada uma, se têm estudos ou não, se são feministas ou não.

Todas são bem-vindas e, como mulheres zapatistas, vamos escutá-las, vamos olhar para vocês e vamos falar com vocês com respeito.

Nos organizamos para que em todas as atividades, em todas, tenha alguma de nós para levar sua mensagem a nossas companheiras nos vilarejos e comunidades.

Vamos colocar uma mesa especial para receber suas críticas, aí podem entregar ou dizer o que veem que fizemos ou fazemos mal.

Aí vamos nos ver e analisar e, se for correto o que dizem, vamos ver como fazer para melhorar.

E se não for correto, da mesma forma vamos pensar por que vocês estão nos dizendo isso.

O que não vamos fazer é jogar a culpa nos homens ou no sistema dos erros que são nossos.

Porque a luta pela nossa liberdade como mulheres zapatistas que somos é nossa.

Não é trabalho dos homens nem do sistema nos dar nossa liberdade.

Ao contrário, parece que o trabalho do sistema capitalista patriarcal é nos manter submetidas.

Se queremos ser livres, temos que conquistar a liberdade nós mesmas, como mulheres que somos.

Vamos olhar e escutar vocês com respeito, companheiras e irmãs.

Do que olharmos e escutarmos, saberemos pegar o que nos ajude na nossa luta como mulheres zapatistas que somos, e o que não, então não.

Mas nós não julgaremos ninguém.

Não diremos que isto está bem ou está mal.

Não as convidamos para julgá-las.

Tampouco as convidamos para competir.

As convidamos para nos encontrarmos como diferentes e como iguais.

Aqui temos companheiras zapatistas de diferentes línguas originárias. Já vão escutar as palavras coletivas das mulheres de cada zona.

Não estamos todas.

Somos muitas mais e é muito maior a raiva e a coragem que temos.

Mas não é só por nós a nossa raiva, ou seja, nossa luta, e sim por todas as mulheres que são violentadas, assassinadas, violadas, espancadas, insultadas, desvalorizadas, enganadas, desaparecidas, presas.

Então te dizemos, irmã e companheira, que não lhes pedimos que venham lutar por nós, assim como tampouco iremos lutar por vocês.

Cada uma conhece seu rumo, seu modo e seu tempo.

A única coisa que sim, lhes pedimos é que continuem lutando, que não se rendam, que não se vendam, que não renunciem a ser mulheres que lutam.

E já para terminar, pedimos a vocês algo especial nestes dias que vão estar conosco.

Vêm de várias partes do méxico e do mundo irmãs e companheiras já de idade, "de juízo", nós dizemos.

São mulheres que já têm idade e que lutam.

Então pedimos a vocês que lhes tenham respeito e consideração especial, porque nós queremos chegar a ser como elas, chegar a ter idade e saber que continuamos lutando.

Queremos chegar a uma idade mais avançada e poder dizer que temos muitos anos e cada ano quer dizer um ano de luta.

Mas para isso temos que estar vivas.

Por isso este encontro é pela vida.

E ninguém vai nos dar isso, irmãs e companheiras.

Nem deus, nem o homem, nem o partido político, nem um salvador, nem um líder, nem uma líder, nem uma chefe.

Temos que lutar pela vida.

Assim coube a nós, e a vocês irmãs e companheiras, e a todas as mulheres que lutam.

Talvez quando este encontro acabar, quando retornem a seus mundos, a seus tempos, a seus modos, alguém vá lhes perguntar se alcançaram algum acordo, porque eram muitos pensamentos diferentes os que chegaram nestas terras zapatistas.

Talvez então vocês respondam que não.

Ou talvez respondam que sim, que fizemos um acordo.

E talvez, quando lhes perguntem qual foi esse acordo, vocês digam "o acordo é viver, e como para nós viver é lutar, então acordamos em lutar cada uma conforme sua maneira, seu lugar e seu tempo".

E talvez também respondam "e no final do encontro acordamos voltar a nos encontrarmos no ano que vem nas terras das zapatistas porque elas nos convidaram outra vez".

Esta é a nossa palavra, gratas por nos escutarem.

Que vivam todas as mulheres do mundo!

Que morra o sistema patriarcal!

Desde as montanhas do Sudoeste Mexicano.

As mulheres zapatistas
8 de Março de 2018
Chiapas, México, Mundo

PALAVRAS DAS MULHERES ZAPATISTAS

NO ENCERRAMENTO DO PRIMEIRO ENCONTRO INTERNACIONAL POLÍTICO ARTÍSTICO ESPORTIVO E CULTURAL DE MULHERES QUE LUTAM NO CARACOL ZAPATISTA DA ZONA TZOTZ CHOJ

10 de março de 2018

Boa noite, bom dia, boa tarde, companheiras e irmãs que lutam, de onde quer que se encontrem.

Irmãs e companheiras que nos acompanharam neste primeiro Encontro Internacional de Mulheres que Lutam.

Vamos dizer umas pequenas palavras em nome de todas nós, mulheres zapatistas dos cinco caracóis.

Queremos agradecer as companheiras cidadãs das equipes de apoio. Sabemos que se esforçaram muito com os e-mails, registros, organização do transporte, a acomodação, horários e lugares das atividades.

Queremos também saudar aqui as nossas companheiras zapatistas que não puderam vir neste encontro e outras que não vieram para que nós pudéssemos vir.

Mesmo aos nossos companheiros que tiveram que ficar em casa para cuidar de nossas famílias, nossos animais, nossas casas, nossos quartéis, nosso campo, e que tiveram que se ausentar para que nós pudéssemos estar aqui.

Mas nossas palavras finais são especiais para vocês, irmãs e companheiras mulheres que lutam.

Agradecemos com todo nosso coração humilde e sensível, com resistência e rebeldia, a participação de todas vocês, mulheres que lutam em todos os cinco continentes do mundo.

Tanto as que estão aqui, como as que estavam aqui.

Agradecemos seus ouvidos, seus olhares, suas palavras, suas oficinas, suas conversas, suas artes, seus vídeos, suas músicas, suas poesias, seus contos, seus teatros, suas danças e performaces, suas pinturas, suas coisas esquisitas que nem sabíamos o que eram, e tudo o que nos trouxeram para que nos pudéssemos conhecer e aprender com sua luta.

Tomamos tudo isso como um presente muito valioso que vamos cuidar e fazer ainda maior, porque vamos levá-lo às nossas comunidades e aldeias para que mais mulheres zapatistas compartilhem conosco os presentes que nos deram.

Recebemos tudo isso com carinho e respeito porque todas vocês fizeram um grande esforço para viajar vindo de seus lugares de luta, de seus tempos e modos, de seus mundos e chegar a este encontro que todavia não sabemos se saiu bem ou se saiu mal.

(...)

É a primeira vez que, como mulheres que somos, sozinhas, organizamos um encontro assim.

E o organizamos a partir de baixo, ou seja, primeiro fizemos reuniões e discussões em nossos coletivos de nossos povoados e comunidades. Depois nas regiões, depois nas zonas e depois então com as cinco zonas juntas.

Já veem vocês que como mulheres demoramos a fazer um acordo pequeno, o que dirá um acordo assim grande como este encontro.

Demoramos meses até que se chegou ao acordo de todas, porque se vamos fazer, é porque temos que fazer entre todas, em coletivo.

E não há livro ou manual para fazer isso.

E nem como perguntar aos companheiros. Porque eles tampouco sabem como fazer, já que, como já dissemos, nunca foi feito algo assim antes.

Então entre nós mesmas temos que procurar como fazer.

Estamos como que penduradas o dia todo e a noite toda. Por acaso dá vontade de comer? Não. E não vem o sono.

E estamos preocupadas se vai sair bem ou mal.

Nos preocupamos como zapatistas por si só, mas também como mulheres.

Porque nós as convidamos. Então é nossa responsabilidade se

sai mal ou bem. E também onde dormem, onde comem, onde se banham, como vão ao banheiro, se tem barulho, luz, água, o que fazer caso se adoentem, o que nós vamos dizer, como lhes falamos, como as escutamos e as vemos.

Então, de coração, lhes pedimos desculpas pelos erros e falhas que tivemos nisso. Temos certeza que, da próxima vez, se é que haverá, não vai ser tão ruim como nos criticam.

Porque pensamos que o mais importante é, primeiro, que estejam um pouco bem aqui e que se sintam à vontade.

Mas também é importante que vejamos e escutemos a todas, porque se não para nada fizeram o esforço de vir até aqui e por isso o justo é que escutemos e vejamos a todas. Ainda que estejamos ou não de acordo com o que dizem.

Então não basta um coletivo para organizar tudo isso. Por isso chegamos aqui mais de 2 mil mulheres zapatistas dos cinco caracóis.

E talvez não tenha bastado, porque vocês são como 5 mil, ainda que algumas digam que 8 mil e outras que 9 mil.

Vai saber quantas mulheres que lutam chegamos nestes dias, mas acreditamos que podemos estar de acordo que somos muitas.

(...)

Vejam que sabemos que são tantas assim, pois talvez cheguemos a mais mulheres zapatistas e assim poderíamos abraçá-las a todas e a cada uma, e dizer-lhes pessoalmente o que agora lhes dizemos em coletivo.

Somos seis mulheres zapatistas para cada uma de vocês: uma *pichita* (assim chamamos as que acabam de nascer), uma criança, uma jovem, uma adulta, uma anciã e uma morta.

Todas as mulheres, todas as indígenas, todas as pobres, todas as zapatistas que te abraçam forte, fazem isso porque é o único presente que podemos dar-lhes de volta.

Mas faça de conta, irmã e companheira, que isto que estamos dizendo aqui, está também dizendo uma mulher zapatista quando te dá um abraço e te diz ao ouvido, em sua língua, ao seu modo, em seu tempo:

"Não se renda, não se venda, não claudique."

Que assim, com essas palavras é que te dizemos:

"Obrigado, irmã. Obrigado, companheira."

Irmãs e companheiras, neste dia 8 de março, ao final de nossa participação, acendemos uma pequena luz em cada uma de nós.

Acendemos com uma vela para que permaneça, porque com fosforo rápido se acaba e com isqueiro pode ser que estrague.

Essa pequena luz é para ti.

Leva, irmã e companheira.

Quando se sentir sozinha,

Quando tiver medo,

Quando sentir que é muito dura a luta, ou seja, a vida,

Acenda-a de novo em seu coração, em seu pensamento, em suas entranhas.

E não fique com ela, companheira e irmã.

Leve-a às desaparecidas.

Leve-a às assassinadas.

Leve-a às presas.

Leve-a às violadas

Leve-a às espancadas.

Leve-a às perseguidas.

Leve-a às violentadas de todas as formas.

Leve-a às imigrantes.

Leve-a às exploradas.

Leve-a às mortas.

Leve-a e diga, a todas e cada uma delas, que não estão sozinhas, que vamos lutar por elas.

Que você vai lutar pela verdade e pela justiça que merece a sua dor.

Que você vai lutar para que a dor que elas carregam não voltem a se repetir com outras mulheres, em qualquer lugar do mundo.

Levem-na e convertam-na em raiva, em coragem, em decisão.

Levem-na e juntem-na com outras luzes.

Levem-na e, talvez, logo chegue a seu pensamento que não haverá verdade, nem justiça, nem liberdade no sistema capitalista patriarcal.

Então talvez nós voltemos para colocar fogo no sistema.

E talvez ela estará junto de nós cuidando para que nada apague esse fogo, até que restem apenas as cinzas.

E então, irmã e companheira, esse dia será noite, e talvez possamos dizer contigo: "Bom, agora sim vamos começar a construir o mundo que merecemos e precisamos".

E então, sim, talvez entendamos que começa a verdadeira batalha. E agora que estamos conversando, é para sabermos o mais importante de que necessitamos.

O que precisamos **é que nunca mais nenhuma mulher** – de qualquer mundo, de qualquer cor, do tamanho que seja, da idade que seja, da língua que seja, da cultura que seja – tenha medo.

Porque aqui sabemos bem que quando se diz "basta!" É apenas o início do caminho, e que sempre faltará o que falta.

Irmãs e companheiras.

Aqui, diante de todas que estão aqui e das que não estão, mas que estão com o coração e o pensamento, propomos que acordemos seguir vivas e seguir lutando, cada uma ao seu modo, ao seu tempo e seu mundo.

Estão de acordo?

Bom, quando fizemos este escrito não sabíamos se responderíamos sim ou não, mas passemos à seguinte proposta.

Como já vimos e escutamos que nem todas estão contra o sistema capitalista patriarcal, respeitamos isto e propomos que o estudemos e que se discuta em nossos coletivos se é verdade que o sistema que nos impõem é o responsável por nossas dores.

Se o resultado for sim, pois então, irmãs e companheiras, sairá outro dia o acordo para que lutemos contra o patriarcado capitalista e contra qualquer patriarcado.

E, claro, dizemos contra o patriarcado, não importa a ideia que se tenha, não importa qual seja a cor da sua bandeira. Porque nós pensamos que não há patriarcado bom e patriarcado ruim, todos são contra nós, mulheres que somos.

Se não é verdade, bom, seja como for, nós lutaremos pela vida de todas as mulheres e por sua liberdade e que cada uma, conforme seu pensamento e o que vê, vá construindo seu mundo como o vê melhor.

Estão de acordo, de acordo com seus mundos e conforme seus modos e tempos, em estudar, analisar, discutir e, se for possível, tentar descobrir quem são os responsáveis por nossas dores que temos?

Bom, igualmente não sabemos se há acordo ou não, então passaremos à seguinte proposta.

Propomos um acordo de voltar a nos reunir em um segundo encontro no próximo ano, não só aqui em terras zapatistas, mas também nos seus mundos, de acordo com seus tempos e modos.

Ou seja, que cada uma organize encontros de mulheres que lutam ou como queiram chamar.

Estão de acordo?

Bom, não sabemos o que responderam, mas seja como for, aqui serão bem vindas, irmãs e companheiras.

Mas pedimos que avisem com tempo porque nos dizem que viriam 500 e se perdeu um zero, já que vieram 5 mil ou mais...

E quando venham, que possam dizer que em seus mundos se reuniram discutiram e acordaram o que quer que tenha sido acordado.

Ou seja, que cheguem maiores em seus corações, em seu pensamento, em sua luta.

Mas seja como for, sempre serão bem-vindas, mulheres que lutam.

Obrigado por nos escutarem.

Agora vamos encerrar formalmente.

Tem a palavra a comandanta Miriam: Boa noite, companheiras e irmãs.

Obrigada, companheiras, obrigada, irmãs dos países do mundo e do México que fizeram o esforço de chegar até aqui nesse cantinho do mundo.

E assim como terminamos nosso Primeiro Encontro Internacional Político, Artístico, Esportivo e Cultural de Mulheres que Lutam, sendo 20:36, hora zapatista, declaro encerrado nosso primeiro encontro.

Cuidem-se e que tenham uma boa viagem.

Do Caracol 4 ***torbellino de nuestras palabras***
10 de março de 2018
Morelia, Chiapas, México

ENCERRAMENTO DO SEGUNDO ENCONTRO INTERNACIONAL DAS

MULHERES

QUE LUTAM

COMANDANTA YESICA

29 de dezembro de 2019

Companheiras e irmãs, queremos dizer algumas palavras neste encerramento do Segundo Encontro Internacional de Mulheres que Lutam.

Já escutamos as palavras das mesas e suas propostas. E outras propostas que estão sendo feitas.

Essas e outras propostas que sairão quando vocês já estiverem em suas regiões. E pensem nisso e reflitam em seu coração o que aqui olhamos e escutamos nesses dias, vamos ver um jeito de ter um lugar para que todas as que assistiram, e sobretudo as que não puderam vir, conheçam essas propostas e essas ideias e opinem e digam sua palavra.

Pensamos que isto é importante porque se não nos escutamos entre nós mesmas como mulheres que somos, então não adianta fazermos assim, porque quer dizer que não somos mulheres que lutam por todas as mulheres, e sim só por nossa ideia ou nosso grupo ou nossa organização.

Parece fácil dizer que pensemos e reflitamos sobre as propostas, mas custa, porque até para isso é preciso se organizar.

Então nós propomos a vocês este primeiro acordo:

1. **Que todas façamos e conheçamos as propostas conforme cheguem ao nosso pensamento sobre o tema da violência contra as mulheres. Ou seja, propostas sobre como fazer para parar este grave problema que temos como mulheres que somos.**

Estão de acordo?

Bom, enquanto preparamos esta mensagem, não sabemos se dizem que estão de acordo ou não estão de acordo.

Mas se sim, se estamos de acordo, então temos um ano, irmã e companheira, para avançar neste trabalho.

Que não aconteça que no próximo ano nos reunamos e sigamos com a violência contra as mulheres e sem ideias nem propostas de como parar.

★

Outra coisa que queremos dizer a vocês e que escutamos atentas, como mulheres zapatistas, é sobre as denúncias que foram feitas nesses dias.

Pois não se pode acreditar, companheira e irmã, que falem tanto do progresso, da modernidade e do grande desenvolvimento que há nesses mundos e nem sequer exista quem tenha um pouco de humanidade para se comover com essas desgraças, dores e desesperanças que foram ditas e, mais ainda, as que não foram ditas.

Como é possível que uma mulher com essas dores, essas penas, essas coragens, essas raivas, tenha que vir até essas montanhas do sudoeste mexicano para receber o mínimo que nos devemos entre mulheres, que é um abraço de apoio e consolo.

Talvez a mulher que não tenha sofrido uma violência pense que isso não é importante, mas qualquer pessoa que tenha um pouco de coração sabe que esse abraço, esse consolo, é uma forma de dizer, de comunicar, de gritar que não estamos sozinhas.

E você não está sozinha, companheira e irmã.

Mas não basta.

Não é só consolo o que precisamos e merecemos.

Precisamos e merecemos verdade e justiça.

Precisamos e merecemos viver.

Precisamos e merecemos liberdade.

E isso, tão necessário, talvez possa ser conquistado se nós nos apoiarmos, nos protegermos e nos defendermos.

Esta é a mensagem que as insurgentas e combatentas nos deram:

Responder ao chamado da mulher que peça ajuda,

Apoiá-la.

Protegê-la.

E defendê-la com o que tivermos.

Então pedimos que as insurgentas e combatentas repitam para nós sua mensagem.

[*Faz-se os exercícios das Combatentes e insurgentes.*]

Obrigada a nossas companheiras insurgentes e combatentes que cuidaram de nós, nos protegeram e defenderam nesses dias do encontro.

Então aqui contamos a vocês a nossa segunda proposta de acordo:

2. **Que se qualquer mulher, em qualquer parte do mundo, de qualquer idade, de qualquer cor, pedir ajuda porque está sendo atacada com violência, respondamos a seu chamado e busquemos uma forma de apoiá-la, de protegê-la e de defendê-la.**

Estão de acordo?

Quando escrevemos esta mensagem não sabemos sua resposta, mas continuamos.

Bom, irmã e companheira, para nos defendermos, nos protegermos e nos apoiarmos precisamos estar organizadas, sabemos disso.

E sabemos também que cada um tem seu modo de se organizar.

Mas se cada organização ou grupo ou coletivo de mulheres que luta se mover por seu lado, não será a mesma coisa do que se mover de acordo e em coordenação com outros grupos, coletivos e organizações.

E para esses acordos e coordenações precisamos estar em comunicação, avisarmos entre nós, comentarmos entre nós, fazer acordos entre nós.

Então aqui contamos a vocês nossa terceira proposta de acordo:

3. Que todos os grupos, coletivos e organizações de mulheres que lutam que queiram se coordenar para ações conjuntas troquemos formas de nos comunicarmos entre nós, seja por telefone, internet ou como for.

Estão de acordo?

Bom, já escutamos sua resposta.

Uma última coisa antes de terminar e encerrar este Segundo Encontro internacional de Mulheres que Lutam.

É sobre o calendário.

Sabemos que não importa o dia, a semana, o mês ou o ano: em algum lugar do mundo haverá uma mulher que tem medo, que é agredida, desaparecida ou assassinada.

Já dissemos que não há descanso para as mulheres que lutam.

Então queremos propor aqui e através daqueles que nos escutam, ou nos leem, ou nos veem, uma proposta de ação conjunta.

Pode ser qualquer dia do ano, porque já sabemos como é o sistema patriarcal que não descansa para nos violentar.

Mas nós propomos que essa ação conjunta das mulheres que lutam no mundo todo seja no próximo 8 de março de 2020.

Propomos que nesse dia cada organização, grupo ou coletivo faça o que achar que é melhor.

E que cada um use a cor ou sinal que nos identifique, de acordo com o pensamento e modo de cada um.

Mas que todas usemos um laço preto em sinal de dor e pena por todas as mulheres desaparecidas e assassinadas no mundo todo.

Para que assim digamos a elas, em todos os idiomas, em todas as regiões e com todos os calendários:

Que não estão sozinhas.

Que nos fazem falta.

Que sentimos saudades delas.

Que não as esquecemos.
Que precisamos delas.
Porque somos mulheres que lutam.
E nós não nos vendemos, não nos rendemos e não claudicamos.

★

Pois é nossa palavra, irmã e companheira.

Te pedimos que se cuide muito na sua viagem de volta à sua região.

Desejamos que você chegue bem.

Te pedimos que lembre o que foi este encontro.

E que sempre se lembre que aqui, nas montanhas do sudoeste mexicano, você tem a nós, mulheres que somos zapatistas e que, como você, somos mulheres que lutam.

Então, em nome das mulheres zapatistas de todas as idades, e sendo _____, hora zapatista, do dia 29 de dezembro de 2019, declaro formalmente encerrado este Segundo Encontro Internacional de Mulheres que Lutam, aqui nas montanhas do sudoeste mexicano.

Da sementeira "*huellas del caminar de la Comandanta Ramona*", *caracol torbellino de nuestra palabra*, montanhas zapatistas em resistência e rebeldia.

Comandanta Yesica
México, 29 de dezembro de 2019

Tradução Maria Paula Gurgel Ribeiro

A VISÃO

DOS VENCIDOS

SUBCOMANDANTE INSURGENTE GALEANO

6 de maio de 2015

O texto que vou ler é de um ano atrás, e foi escrito pelo Sub Marcos. Durante algum tempo, coube a ele falar não *pelas* companheiras indígenas zapatistas, mas sobre elas e sua luta específica. Nessas ocasiões, elas falavam através dele. Mau ou bom? Cabe a elas decidir. Se se sentiam representadas ou não, elas é que vão julgar. Felizmente, agora e há muitos anos, são as próprias companheiras as que dizem sua palavra.

Acabamos de escutar uma espécie de extrato da genealogia de sua luta enquanto mulheres, indígenas e zapatistas.[1] Três gerações de rebeldes zapatistas, não apenas contra o sistema, mas também contra nós. Nesta mesa, faltam outras duas gerações, pelo menos. A primeira deve ter entre 12 e 15 anos, e são as meninas que em breve serão promotoras de educação ou de saúde, ou escutas,[2] ou Terças Companheiras,[3] ou *insurgentas*, ou o que quer que a criatividade dos

1 A fala do Subcomandante Galeano foi precedida por pronunciamentos da Comandanta Miriam, da Comandanta Rosalinda, da Comandanta Dalia, da base de apoio Lizbeth e da escuta Selena, intitulados, respectivamente, *La lucha como mujeres zapatistas que somos I, II, III, IV e V*. [N.T.]

2 O posto de escuta ("*escucha*"), geralmente assignado a jovens zapatistas, compreende comparecer a reuniões, pronunciamentos e eventos (por exemplo, as compartições e as sementeiras) e então se dirigir a comunidades que não puderam estar presentes para relatar o que foi dito e deliberado. [N.T.]

3 Coletivo de comunicação zapatista. O nome *Tercios Compas* ("Terços Companheiros") estabelece uma clara distinção em relação aos meios de comunicação "tradicionais", fortemente criticados pelos zapatistas por suplantarem, com seu discurso, suas palavras e as dos familiares dos desaparecidos. O nome se baseia no jogo de palavras envolvendo *medios* ("metades", "meios" ou, mais especificamente, "meios de comunicação") e *tercios* ("terços"). No lugar de "*Medios Compas*" ("Meios Companheiros"), surgem, de maneira a reforçar essa diferença, *os Tercios Compas*, conforme explicado em seguida: "Os Tercios Compas (...) não são meios de comunicação [*medios*] (...), mas companheiros [*compas*]." Optou-se por traduzir o nome do coletivo para tornar mais claros os jogos de palavras feitos a partir dele. [N.T.]

povos zapatistas inaugure como espaços rebeldes e libertários. E há uma outra geração, a das meninas zapatistas, que têm em torno de 8 anos, e cujo retrato imperfeito estou tentando desenhar com a Defensa Zapatista, essa menina irreverente que sintetiza quatro gerações de luta e que é, ao menos até agora, imprevisível.

As companheiras foram generosas ao contar sua história, porque não disseram uma parte, ou pode ser que só a tenham mencionado.

Me refiro à nossa resistência enquanto homens zapatistas. Nossa resistência contra elas. Nosso terror ao ver como começaram a romper com moldes e esquemas, e a abandonar, sem pedir licença, o papel que o sistema, mas não só o sistema, nós também, impusemos a elas.

Ao repassar nossa história, vejo que há nela uma derrota. Não somente porque os triunfos que elas acabaram de mencionar não refletem nem palidamente as dificuldades e obstáculos que elas têm que vencer todos os dias e a toda hora. Mas porque falta deixar claro que lutaram contra nós, e nos derrotaram.

Por isso, por trás de sua história está também nossa visão, a visão dos vencidos. Mesmo que não completamente, é verdade, pois assim como a Hidra, estamos dispostos a recuperar nossa antiga posição aproveitando qualquer resquício, qualquer sintoma de debilidade, qualquer sinal de que baixaram a guarda.

E eu, que sintetizo melhor que ninguém o machismo e o sexismo zapatistas (pois eles existem, como existem o sexismo de esquerda e/ou o sexismo libertário), começo a vislumbrar as possibilidades que temos enquanto gênero de recuperar o que foi perdido.

A cada derrota que sofríamos, eu dizia “voltarei e serei milhões”. Mas cada vez éramos menos. Os companheiros zapatistas, os mais jovens, veem essas mudanças como mais naturais, e outros já estão crescendo nessa nova realidade.

Penso que talvez pudéssemos convencer a Comandanta Miriam a não participar mais do Comitê Clandestino Revolucionário Indígena, do Comando Geral do Exército Zapatista de Libertação Nacional. Não sei, poderíamos dizer que já deu, que ela deveria descansar, que seus filhos já estão grandes, que volte para casa. Eu duvido, mas poderíamos tentar.

Penso que talvez pudéssemos convencer as Comandantas Dalia e Rosalinda de que é melhor buscarem um marido. Que parem de andar de um lado para outro em reuniões, que deixem de comparecer a esses atos, que é melhor buscar um homem, criar uma família. Difícil, mas poderíamos tentar.

Penso que deveríamos desistir desde já da possibilidade de convencer Lizbeth e Selena a deixar de lutar como mulheres que são, de que é melhor ser como as jovens partidaristas e fazer o relógio da luta andar para trás, e se converterem no contrário contraditório do que são agora.

E eu não tenho a menor ideia de como poderíamos nos dirigir à geração da Toña, da Lupita, da Estefania, para dizer a elas que é melhor que não estudem, que é melhor aprender a fazer tortilhas à mão em vez de saber usar o celular, o computador, as câmeras de vídeo e a internet para a luta zapatista.

E vejam, vou ser sincero com vocês, sobre a menina Defensa Zapatista, só consigo ter pena de quem vier a ser seu marido ou sua marida. Se me perguntarem o que será desta geração, quais serão seus costumes, suas ânsias, seus desafios, seu entorno, eu responderia emendando o conto do gato-perro e diria: "Nós ainda não sabemos".

Não tenho outra opção senão alertar o Pedrinho de que as zapatistas com que ele vai se relacionar daqui a alguns anos vão ser ainda mais diferentes, e que não faz mal assumir uma posição defensiva.

De minha parte, fazendo as contas, somando e subtraindo, consigo ver ou intuo que nossa derrota é irreversível. Que não apenas fomos derrotados, também fomos vencidos. E eu digo sinceramente a vocês, com o coração na mão, que, diante dessa luta heroica, só me resta o consolo de pensar que nossa torpe resistência serviu para que as companheiras se obrigassem a ser melhores, melhores mulheres e melhores zapatistas.

Porém, se me pedirem para fazer um esforço e voltar ao princípio, até a origem dessa genealogia terrível e maravilhosa, eu diria que tudo começou com as *insurgentas*. Essas companheiras que, na montanha ou onde tenham que estar, renunciaram a uma vida em e com família. Elas que lutaram e lutam por isto e pelo que está por vir, pois se perguntarmos a elas como enxergam o que foi feito até aqui, dirão: "Bom, Sub, é claro que ainda falta".

Já eu, quando há 31 anos a primeira indígena *insurgenta* chegou num acampamento nas montanhas, senti um calafrio percorrer todo o meu belo corpo, senti que uma profecia se anunciava, não com ela, mas com o que ela representava: "Nenhum homem jamais poderá dizer que te venceu, mas haverá quem possa."

No mais, não se enganem, sou zapatista. Logo, logo vou pensar numa maneira de contra-atacar.

Pois bem, o Sub Moy [Moisés] já explicou a vocês que em nossa organização há indígenas e não indígenas. Isso quer dizer que há companheiras não indígenas que são zapatistas. Nós, zapatistas, consideramos que são uma parte de nós. Da mesma maneira que consideramos este espaço, o CIDECI, e aqueles que nele ensinam, aprendem, trabalham e lutam, como zapatistas. O companheiro Professor Zapatista Galeano disse certa vez que há pessoas que são zapatistas e que não sabem, até que sabem.

Devido às condições de nossa luta, as companheiras não indígenas não podem aparecer nem mesmo se ocultando. Além disso, elas, que não são muitas agora, mal chegam a uma dezena (neste ponto a menina Defensa Zapatista interrompe para lembrar: "*logo, logo vamos ser muitas, pode ser que demore, mas vamos ser muitas*"), têm aversão aos palanques, à exposição, à luz. Preferem a penumbra, o anonimato, a sombra. Acho que nem usando um *pasamontañas* aceitariam se sentar aqui, de frente para vocês. Elas são ninguém, mais que todos nós.

As palavras que vou relatar são coletivas, ainda que apareçam ditas por uma única pessoa, uma companheira. Meu trabalho foi somente transcrevê-las e aguentar a tempestade que delas se levanta.

Vou usar palavras um pouco rudes e grosseiras. É preciso dizer, em minha defesa, que todas essas palavras vieram de companheiras mulheres zapatistas não indígenas. Então, se forem se escandalizar, é melhor se sentarem, pois falta quanto falta.

Assim falou a companheira:

"Vocês são uns babacas. Acham que a gente se arruma pra agradar vocês, pra seduzir vocês, ou, nas suas palavras, 'porque estão a fim', 'estão atrás'. Já passou da hora de entender que a gente se arruma porque quer, pra se sentir bem, ou porque gostamos desse sapato, dessa blusa, dessa saia ou dessa calça, bem dito, nossos pés e nosso corpo. Ou porque a gente tem que se arrumar, porque o infeliz do patrão ou da patroa diz que a gente tem que ir assim pro trabalho, pro serviço, pra ralação. E, afinal, por que raios isso seria da conta de vocês?

Vocês são como caçadores esquizofrênicos. Acham que a cidade é um território de caça e que as mulheres são como animais idiotas que fazem de tudo pra virar alvos fáceis. Qualquer caçador sabe que não é assim. Mas os homens ***machistizados*** são tão imbecis que acham não só que as mulheres são peças de caça, como se diz no jargão dos caçadores, mas que são peças de caça que fazem todo o possível pra serem descobertas e pra entrar na mira do tiro de espingarda ou de sêmen.

Olha só, as cantadas. As cantadas, por mais inocentes que sejam ou pareçam, podem ser, e com toda razão, encaradas como assédio. A gente não pode esperar que, numa sociedade capitalista como a nossa – estou falando do México –, com a taxa de feminicídios e de violência de gênero que temos, que a gente não tenha medo. É ridículo imaginar que não vamos reagir com desprezo.

Além disso, vocês são idiotas ou o quê?"

É claro, eu fiz uma cara de "Vocês? Mas eu não sou...", ou seja, fiz uma cara de "O quê?".

"Por acaso vocês acham que se disserem 'que gostosa', ou se agarrarem nossas bundas na rua ou no transporte público – além do mais, fazem isso porque são covardes, pra que a gente não saiba quem foi ou pra fazer aquela cara de 'nãofuieu' –, acham que a gente vai se atirar nos seus braços dizendo 'que delícia, me agarra, meu amor'? E tem mais, são uns hipócritas, porque se a gente diz 'que gostoso' ou se apertamos suas bundas, se cagam de medo e não sabem o que fazer. Vocês não querem flertar ou transar, querem dominar, mandar, violentar.

E ainda acham que somos tão idiotas quanto vocês, porque vêm com esse papinho de 'Escuta, companheira, adorei essa história de luta, quero saber mais, por que é que a gente não sai pra tomar um café e continua conversando? É que você é muito inteligente'. Então nós explicamos. E vocês, idiotas que são, acham que é porque estamos a fim de vocês, e não demoram a soltar um 'É que eu gostei de você' etc. Daí, quando a gente diz que não, que não é por aí, que a gente só queria conversar, começam a gritar: 'Puta velha, lésbica terrorista, você precisa é de uma boa foda pra deixar de joguinho, puta velha, nem se fosse bonita'."

(Algumas partes do que foi dito até aqui foram copiadas por mim de uma discussão no Twitter entre uma mulher que explicava algum ponto sobre o feminismo e um de seus seguidores, um machinho cibernético, é claro. Eu mostrei a conversa para essa companheira, que me disse: "É assim mesmo, não só no Twitter, na realidade também".)

A companheira não parava. Eu, como homem, é claro, suportava o ataque. E só pensava: “Minha nossa, e olha que essa não é zapatista desde criancinha, imagine só a Defensa Zapatista quando crescer”. Mas ainda que eu seja macho, não sou besta, então eu só pensei, não dei um pio.

“Sim, você tem razão quando diz que as mulheres são mais cruéis umas com outras mulheres em comparação com os homens, que a gente se refere a outras mulheres com insultos machistas, que chamamos elas de ‘putas’, ‘oferecidas’, ‘destruidoras de lares’, ou ‘provocadoras’, como nos seus filmes do Pedro Infante,[4] todas palavras inventadas por vocês. Mas você não diz que é tudo um processo? Que nas comunidades indígenas as mulheres foram e estão construindo seu próprio caminho sem que ninguém lhes diga o que fazer, sem que ninguém lhes dê ordens ou imponha manuais e receitas? Ué, pois a gente também está aprendendo. E a cultura que nos oprime com essas babaquices de vocês também ferra com a nossa cabeça. Talvez seja por isso que há tantos feminismos quanto há mulheres, cada um do seu jeito, e cada uma de nós tem sua própria história, seus fantasmas, seus terrores, e vamos buscando maneiras de lutar contra eles e de vencê-los.

E vocês, em relação à nossa luta, podem colaborar ou não. Mas atenção, eu disse ‘em relação à nossa luta’. Ou seja, vocês não são parte da nossa luta.

Por mais sensíveis e receptivos que sejam, vocês não podem ser feministas porque nunca vão estar deste lado, nunca vão menstruar, nunca vão querer ou ter medo de ficar grávida, nunca vão parir, nunca vão passar pela menopausa, nunca vão sentir medo de sair

4 Referência à canção *La motivosa*, (“*A provocadora*”), de Manuel Esperón e Ernesto Cortázar, interpretada por Pedro Infante no filme *Soy charro de rancho grande*, de 1947. [N.T.]

na rua em plena luz do dia, de passar na frente de um grupo de homens, nunca vão nascer, crescer e viver com o medo que surge de ser quem somos. Não é que a gente não queira ser mulher, que a gente amaldiçoe ter nascido mulher e que era melhor ter nascido homem. Não. O que a gente quer, aquilo pelo que lutamos, é poder ser mulher sem que isso seja um pecado, uma falta, uma marca, algo que nos condena a estar desde sempre na defensiva, ou a sermos vítimas diretas. Então não me venham com essa de que existem homens feministas. Alguns homens colaboram mais, é verdade, mas não são feministas. Quando esses homens mostrarem um absorvente manchado com o seu próprio sangue menstrual, então muito bem, mas talvez nem assim."

Enquanto isso, eu observava com atenção o corpo da companheira. Não, não estava olhando para seus peitos ou nádegas. Estava vendo seus braços, suas pernas, o tipo de sapato que estava calçando. Tentava calcular o alcance de um soco ou de um chute. O cálculo foi vertiginoso, então me retirei a uma distância que me pareceu prudente. Ela estava muito brava.

A companheira estava com lágrimas nos olhos, mas não eram lágrimas de uma vítima. Eram lágrimas de coragem, de raiva. Então me lembrei das lágrimas nos olhos das companheiras e companheiros diante do cadáver do companheiro Galeano. As lágrimas dos familiares dos desaparecidos de Ayotzinapa quando nos contam sua história. A companheira nem mesmo pegou um lenço, limpou as lágrimas com a manga da camisa mesmo e continuou:

"Sim, já sei, você vai dizer que a culpa é do maldito sistema capitalista. Mas malditos são vocês também, que não fazem nada, que são uns acomodados. Andam por aí com essa ladainha de que é muito importante lutar contra o sistema, sendo que vocês também são o maldito sistema. Vocês e a gente também. Mas não somos acomodadas, pelo menos resistimos. Vocês nem isso, são uns folgados, uns coniventes, uns cuzões. Sim, eu sei que esse é um xingamento machista, mas vocês ficam putos, e é por isso que eu uso.

Olha, vou te contar, a coisa mais importante a gente aprendeu com as companheiras das comunidades zapatistas. Porque muitas vezes nós também somos umas cuzonas e pensamos que nossa situação é melhor, ou que sabemos mais, ou que não estamos tão fodidas, e queremos dar aulas de feminismo, ensinar a elas como lutar pelos seus direitos. Pura babaquice. A gente não tem nada que ensinar a elas, por mais livros que a gente tenha lido, por mais *tuítes*, por mais mesas redondas ou eventos. E as companheiras, quando a gente vai ou elas vêm, não nos dizem o que fazer, não nos criticam, não olham torto e nem falam mal. Conversam com a gente e dizem que querem aprender! Fala sério, se a gente não tem absolutamente nada que ensinar a elas! Elas nos dizem, com sua luta própria, com sua história, que cada um faz do seu jeito. Quando contam suas histórias, dizem: "nós fazemos assim, mas cada um faz do seu jeito". E o mais fodido é que com sua luta nos questionam, fazem perguntas, e dão uma sacudida dessas que você até agradece, porque mandam um 'e você, o que vai fazer?' que te joga pra cima e pra baixo de um jeito que você até esquece da TPM.

No meu caso, e acho que no de outras mulheres também, o que me fez me aproximar do zapatismo não foram as companheiras. Ou sim, as companheiras zapatistas também. Mas não porque a gente quisesse ser como elas. Não tem jeito, os malditos companheiros zapatistas também têm uma parte nisso.

O zapatismo é muito foda, porque faz você querer ser melhor, sem deixar de ser o que é. O zapatismo não manda você viver numa comunidade, nem aprender sua língua, nem tapar o rosto, nem deixar sua família, nem abandonar tudo e subir com as *insurgentas* pras montanhas, ou pra onde raios quer que elas estejam. O zapatismo olha pra você e pergunta: 'nós estamos aqui fazendo isto, o que você está fazendo por aí?' E o zapatismo não tem essas babaquices de nossa que gorda, que magra, que alta, que baixa, que negra, que branquela, que patricinha, que acabada, que velha, que jovem, que sábia, que burra, que caipira, que urbanoide.

"Pode acreditar, não tem amor mais fodido do que esse, que te respeita, que te ama exatamente como você é, mas que ao mesmo tempo te envenena, porque faz você querer ser uma pessoa melhor, uma mulher melhor. Não é uma exigência, ninguém te diz isso. Nem mesmo com uma indireta. O foda é isso, é que essa vontade nasce de você. E não tem ninguém com quem reclamar, pra quem prestar contas, só o maldito espelho. E a gente não pode botar a culpa nos homens, nem na merda do sistema, nem nas circunstâncias, nem em porra nenhuma. É muito, muito foda, porque fica tudo nas suas costas, quer dizer, o zapatismo te obriga a ser responsável por esse amor. Não sobra nem um cantinho pra se esconder. Maldito zapatismo."

Eu aguentei que nem um macho, anotei tudo, não editei nada. Essas são suas palavras tal qual as escutei. Essas são as palavras exatas, não porque eu as tenha gravado, mas porque, vocês hão de concordar comigo, são palavras difíceis de esquecer.

No fim eu disse à companheira que iria apresentar essas palavras na sementeira, e perguntei se ela gostaria de acrescentar alguma coisa, para o colofão, por assim dizer. Ela pensou por alguns segundos e então disse:

"Sim, diga pros malditos dos homens que xinguem os desgraçados dos seus pais, sim, seus pais, porque a mãe não tem culpa nenhuma de que eles sejam tão babacas. E diga pras companheiras que, que..."

A companheira zapatista que ainda não sabe que é zapatista não hesita, é como se estivesse procurando uma palavra que não consegue encontrar.

"...que... que... olha, eu não sou crente, mas não consigo pensar em outra expressão agora, diga pra elas que... que Deus as abençoe, que eu espero um dia poder estar não na sua frente, mas ao seu lado, sem sentir a vergonha ardendo no peito. Que eu espero que chegue o dia em que me chamem de 'companheira' porque sejamos de verdade companheiras. E pronto, agora tenho que ir, ver o lance dos Terços Companheiros, fazer o lance da revista, postar os comunicados na página, a gravação, a revisão de texto, o artesanato, comparecer à reunião, ir pro trabalho, pro serviço, pra luta, sempre a luta. Ah, e diga pro gato-perro que se ele mijar de novo na cadeira, vai me ouvir."

A companheira foi embora. Conferi para ver se eu não tinha nenhuma fratura ou hemorragia, se eu não tinha nenhuma ferida, se não tinha perdido nada além da minha soberba. Vendo que minhas belas partes estavam intactas, vim até o computador para escrever estas palavras. Claro, antes falei para o gato-perro ir procurando um país em que não haja tratado de extradição.

E feito. Com isso, fica demonstrado que os homens têm sempre a última palavra, que é... obrigado.

Obrigado às *insurgentas*. Obrigado às mulheres zapatistas, indígenas ou não. Obrigado às mulheres da Sexta. Obrigado às mulheres que não são da Sexta, mas que também lutam.

Sub Galeano
6 de maio de 2015

Tradução Camila de Moura

AS ARTES, AS CIÊNCIAS,

E

OS SÓTÃOS

OS POVOS ORIGINÁRIOS DO MUNDO:

SUBCOMANDANTE INSURGENTE GALEANO

CARTA PARA JUAN VILLORO RUIZ

Fevereiro de 2016

Irmão,

Alegro-me de que o resto da família esteja bem, e agradecemos que você tenha sido o mensageiro para fazer chegar a eles nossos cumprimentos e os presentes que lhes enviamos (embora eu continue pensando que gravatas e cinzeiros ou vasos de flores teriam sido uma opção melhor).

No momento de tentar continuar estas letras me lembrei do seu texto "*Conferencia sobre la lluvia*"[1] (Almadía, 2013), escrito, acredito, para teatro, e que li imaginando, certamente com torpeza, a cenografia e os gestos e movimentos de quem estivesse encarregado do monólogo, sentindo a interpelação mais do que acusando seu recebimento. O início, por exemplo, é uma síntese da minha vida: o lacônico "*Perdi os papéis!*" do primeiro parágrafo bem dá para uma enciclopédia se eu o ancorar nos calendários e regiões deste contínuo cair e recair que fui.

Porque invariavelmente, depois do cumprimento de abertura numa epístola, perco as ideias ("*la tonelada*", dizem os companheiros quando se referem ao tom de uma canção). Quero dizer, o objetivo concreto da carta. Verdade que elucidar quem é o receptor poderia ajudar, mas não poucas vezes o destinatário é um ouvido irmão em que se quer provocar não necessariamente uma resposta, mas sempre um pensamento, uma dúvida, um questionamento, mas que não paralise, e sim que motive mais pensamentos, dúvidas, perguntas etc.

1 "Conferência sobre a chuva". [N.T.]

Então, talvez como o bibliotecário-conferencista que protagoniza a obra, saem palavras que não se buscaram propositadamente, mas que estavam ali, espreitando, esperando um descuido, uma brecha no cotidiano, para assaltar o papel, a tela, ou essa folha amassada que *onde-diabos-a-deixei-ah-aqui-está-quando-eu-escrevi--essa-idiotice?* As palavras deixam então de ser escudo e barricada, lança e espada e se transformam, infelizmente, em espelho diante do qual a pessoa se vela e desvela.

Claro, o bibliotecário pode recorrer aos seus corredores flanqueados por estantes, com sua ordem numérica, com seus calendários e regiões desenhando um mapa de tesouros literários, procurar então no "E" de "esquecimento" e ver se aí se encontra o que perdeu. Mas aqui, neste contínuo traslado, a ideia de uma biblioteca, por mínima que seja e portátil, é uma quimera. Não acredite, vi com esperanças infundadas os livros eletrônicos (num *USB* – ou "*pendrive*" ou "memória externa" – poderia carregar se não a biblioteca de Borges, pelo menos uma mínima: Cervantes, Neruda, Tomás Segovia, Le Carré, Conan Doyle, Miguel Hernández, Shakespeare, Rulfo, Joyce, Malú Huacuja, Eduardo Galeano, Alcira Élida Soust Scaffo, Alighieri, Eluard, León Portilla e o mago da palavra: García Lorca, entre outros). Mas nada se o bibliotecário perde os papéis, eu os dispositivos *USB* e vai saber onde andam.

Mas não acredite. Cada um tem suas fantasias vergonhosas. Costumava colocar, nos *USB,* de livros eletrônicos, uma miscelânea de autores pensando que os perderia e estariam juntos e, talvez, não sei, afinal de contas a literatura é o gênero do impossível concretizado em letras, poderiam "*compartilhar-se*" entre el@s.

"*A literatura é um lugar no qual chove*", você fez o conferencista em desgraça dizer, obrigado a se desnudar, sem a roupagem de suas anotações, para se mostrar como é: vulnerável.

Então imagine um *USB* com esses ou outros artistas da palavra. Imagine que começa a chover. Imagine o que falam entre si, enquanto procuram que uma gota não lhes arruíne o código binário em que vivem e então comecem os mal entendidos: 0-1-0-mancha-1-borrão-0-0-borrão-1 ou o que quer que seja, e já começa o "*como você se atreve!*" e voam de um lado a outro os "*fuck you*", "*que te dou uma porrada*", "*é tudo bobagem*", "*foda-se*", "*vous êtes foutus*", "*va' fa' ta' culo*", enquanto Alcira distribui sua "Poesia em Armas" mimeografada, algo que não acredito que apazigue os ânimos beligerantes. Enfim, todas as expectativas venturosas arruinadas... pela chuva.

Claro que, *mutatis mutandis*, em tuas letras é um gato o exíguo auditório do conferencista, e aqui é um gato-perro com sua *luzinha*, que da mesma forma se desconcertam com o que escrevo, como se não fossem *per se* desconcertantes um gato-que-é-cachorro-que-é-gato-que-é-cachorro e uma luz encolhida na sombra.

Divago? É o mais garantido. Afinal, esse compartilhamento impossível dentro de um USB que confia que a chuva não lhe arruíne o colóquio não é mais do que uma fantasia.

Mas se para o conferencista é a chuva, para esta missiva o assunto é... a tormenta.

Permita-me então que aproveite estas linhas para continuar nosso intercâmbio de reflexões sobre a complexa crise que se avizinha segundo alguns, ou que já está aí, segundo outros.

Alguém disse por aí que a nossa visão (plasmada agora na tipografia do livro *Pensamiento Crítico frente a la Hidra Capitalista. Participación de la Comisión Sexta del EZLN*) é apocalíptica e mais próxima de Robert Kirkman e seu "The Walking Dead" (os quadrinhos e a série de TV, inspirada ou não, nele) do que de Milton e Rose Friedman e seu "Liberdade de Escolher" (o livro e as políticas econômicas que encontram aí seu álibi). Que nos equivocamos por não sermos ortodoxos, ou que nos equivocamos por sermos ortodoxos demais. Que não vai acontecer nada, que ao se levantar a cada manhã haverá o necessário para o café da manhã, que o cachorro do vizinho continuará latindo para o caminhão de lixo, que ao abrir a torneira do lavabo sairá água e não um som do além-túmulo. Que somos apenas aves de mau agouro que, além disso, não temos impacto midiático ou acadêmico (embora cada vez mais seja a mesma coisa).

Enfim, que a máquina funciona e cada um está onde deve estar. As sacudidas são esporádicas e são apenas isso, sacudidas, e que as turbulências são passageiras e devidas ao fato de que alguém resiste a estar onde deve estar. Como um relógio, enguiça se uma engrenagem ou mola saem do seu lugar, e o Estado é o "relojoeiro" que elimina a peça quebrada e a substitui por outra.

O *Apocalipse* (tudo incluído)? O dilúvio universal? A humanidade prisioneira na estrada de ferro aparentemente eterna e imortal de *Snowpiercer* (o filme do sul-coreano Bong Joon-ho, intitulado "Expresso do amanhã" no DVD de "produção alternativa" que me chegou – e que agora não encontro) e reproduzindo dentro dele a mesma desumanidade que, querendo resolver o aquecimento global, induziu o desaquecimento do planeta?

Nada mais distante do nosso pensamento. Nós, homens e mulheres zapatistas, não acreditamos que o mundo vá acabar. Pensamos, isso sim, que o que conhecemos atualmente vai colapsar e que sua implosão vai acarretar uma infinidade de desgraças humanas e naturais.

Se essa implosão já está em andamento ou está por se definir, sua duração e término, sobre isso pode-se debater, argumentar, questionar, afirmar ou negar. Mas até onde sabemos, não há quem se atreva a negá-la. Todos lá em cima aceitam que a máquina está falhando e ensaiam mil e uma soluções, sempre dentro da lógica da máquina. Mas há quem queira romper com essa lógica e assevere: a humanidade é viável sem a máquina.

No entanto, tal como somos, a tormenta não nos preocupa tanto. Afinal de contas, foram séculos de tormenta para os povos originários e os despossuídos do México e do mundo, e se algo se aprende embaixo é a viver em condições adversas. A vida então, e em contados casos a morte, é uma luta contínua, uma batalha travada em todos os rincões dos calendários e regiões. E não falo aqui das mundiais, mas das batalhas pessoais.

Como se pode concluir numa leitura atenta de nossa palavra, a nossa mensagem vai além da tormenta e suas dores.

É nossa crença que a possibilidade de um mundo melhor (não perfeito nem acabado, deixemos isso para os dogmas religiosos e políticos) está fora da máquina e sua possibilidade se sustenta em um tripé. Ou melhor, na interrelação entre três colunas que sobreviveram e perseveraram, com seus altos e baixos, suas pequenas vitórias e suas grandes derrotas, ao longo da breve história do mundo: a artes (excetuando destas últimas a literatura), as ciências e os povos originários com os porões da humanidade.

Talvez você se pergunte – um pouco por curiosidade, um pouco pela interpelação direta que te supõe – por que coloco a literatura num compartimento excluso. Permita-me que o diga mais adiante.

Você vai notar que, abandonando os clássicos, não coloquei a política entre as vias de salvação. Conhecendo-nos um pouco (contudo e que não apareçamos nem no interior das páginas dos meios de comunicação, há bibliografia própria e abundante para quem tem um interesse honesto em saber do que se trata no zapatismo), é claro que nos referimos à política clássica, a política "de cima".

Escuta, Juan, irmão, eu sei que isso dá não para outra carta, e sim para uma biblioteca, já que nessas estamos, então me permita que deixe esse ponto no ar. Não porque seja menos importante ou transcendente na tormenta, mas porque já "agarrei caminho", como dizem os companheiros, e se sigo quaisquer das bifurcações com as quais a palavra está me tentando, você corre o risco de que esta carta nunca chegue, não por causa da chuva, mas por inconclusa.

Coloquei "as artes" porque são elas (e não a política) que cavam no mais profundo do ser humano e resgatam sua essência. Como se o mundo continuasse sendo o mesmo, mas com elas e por elas pudéssemos encontrar a possibilidade humana entre tantas engrenagens, porcas e molas rangendo de mau humor. Diferentemente da política, a arte não trata de reajustar ou consertar a máquina. Faz, em compensação, algo mais subversivo e inquietante: mostra a possibilidade de outro mundo.

Digo "as ciências" (e me refiro aqui especialmente às chamadas "ciências formais" e às "ciências naturais", considerando que as sociais ainda têm algumas coisas a definir – atenção! – sem que isso implique uma demanda e exigência) porque têm a possibilidade de reconstruir sobre a catástrofe que já "opera" em todo o território mundial. E não falo de "reconstruir" no sentido de retomar o caído e montá-lo de novo, à imagem e semelhança de sua versão antes da desgraça. Falo de "refazer", isto é, "fazer de novo". E os conhecimentos científicos podem então *reorientar* o desespero e lhe dar seu sentido real, isto é, "deixar de esperar". E quem deixa de esperar, poderia começar a agir.

A política, a economia e a religião dividem, parcelam, partem. As ciências e as artes unem, irmanam, transformam as fronteiras em ridículos pontos cartográficos. Mas, verdade, nem umas nem outras estão isentas da feroz divisão de classes e devem escolher: ou contribuem para a manutenção e reprodução da máquina ou contribuem para mostrar sua necessária supressão.

Como se, em vez de re-etiquetar a máquina, embelezando-a ou afinando-a, a arte e a ciência plantassem, sobre a cromada superfície do sistema, um letreiro lacônico e definidor: "CADUCO", "Tempo Transcorrido", "Para continuar vivendo deposite outro mundo".

Imagine (a sua geração deve ter algo de John Lennon, a minha é mais de sons e *huapangos*),[2] imagine que tudo o que se gasta em política (por exemplo, em eleições por votação e eleições por guerra, tão antidemocráticas umas como as outras – "a política e a economia são a continuação da guerra por outros meios", deveria ter dito *Clausewitz*, se tivesse partido da ciência social) fosse dedicado às ciências e às artes. Que em lugar de campanhas eleitorais e militares houvesse laboratórios, centros de pesquisa e divulgação científica, concertos, exposições, festivais, livrarias, bibliotecas, teatros, cinemas, campos e ruas onde reinassem as ciências e as artes, e não as máquinas.

Claro, nós, homens e mulheres zapatistas, estamos convencidos que isso só é possível fora da máquina. E que é preciso destruí-la. Não a reajustar, não a maquiar, não a tornar mais "humana". Não, destruí-la. Se alguma coisa de seus restos servir, que seja como amostra de que não é preciso repetir o pesadelo. Como se fosse só um referente para o qual se olha pelo "Espelho Retrovisor" enquanto se deixa o caminho para trás.

Mas não duvidamos que haja alguém que pense ou acredite que seja factível dentro dela, sem alterar seu funcionamento, trocando de maquinista ou vendo que os vagões mais suntuosos redistribuíssem sua riqueza para que algo (tampouco muito, não há que exagerar) chegasse aos vagões de trás. Claro, sempre enfatizando que cada um está onde deve estar. Mas a candidez, irmão, costuma ser uma das roupagens da perversidade.

E mencionei os povos originários e os porões mundiais, bom, porque são aqueles que têm mais oportunidade de sobreviver à tormenta e os únicos com a capacidade para criar "outra coisa". Amanhã alguém tem que responder à pergunta: "Há alguém na Terra?" E aqui a palavra apresenta, não sem charme provocador, outra bifurcação que, em benefício dessa missiva, evito com meu conhecido recato.

2 *Huapango* é um gênero musical mexicano. [N.T.]

Eu disse antes, gozador e briguento, que as artes, excetuando a literatura. Bom, porque acredito (e isso é individual) que caberia à literatura criar os laços entre esses três pés e dar conta do processo, afortunado ou não, de sua interrelação. Cabe a ela ser "A Testemunha". Mas o mais certo é que eu esteja enganado ou apenas que, neste jogo de cartas, eu tenha desvirado o "Joker" para perguntar "Por que tão sérios?"

★

O que queremos? A chave para entender a mensagem subterrânea do zapatismo está nos pequenos relatos que, sobre a menina indígena autodenominada Defensa Zapatista, aparecem no livro *Pensamiento Crítico frente a la Hidra Capitalista*.

Imaginar o que, por necessário e urgente, parece impossível: uma mulher que cresça sem medo.

Claro que cada região e calendário acrescenta suas cadeias: indígena, migrante, trabalhadora, órfã, deslocada, ilegal, desaparecida, violentada sutil ou explicitamente, violada, assassinada, sempre condenada a acrescentar pesos e condenações à sua condição de mulher.

Que mundo seria parido por uma mulher que pudesse nascer e crescer sem medo da violência, do assédio, da perseguição, do desprezo, da exploração?

Esse mundo não seria terrível e maravilhoso?

Então, se alguma vez pedissem para mim, sombra fantasmal de nariz impertinente, que definisse o objetivo do zapatismo, eu diria: "fazer um mundo onde a mulher nasça e cresça sem medo".

Atenção: não estou dizendo que nesse mundo não haveria mais essas violências espreitando-a (sobretudo porque da mesma forma o planeta pode acabar várias vezes, mas não o pior da nossa condição de homens).

Tampouco digo que não exista mulheres sem medo. Que seu empenho rebelde lhes tenha conseguido essa vitória na batalha cotidiana, e que saibam que ganham batalhas. Mas não a guerra. Não, até que qualquer mulher em qualquer canto das regiões e calendários mundiais cresça sem medo.

Falo da tendência. Poderíamos afirmar que a maioria das mulheres cresce e nasce sem medo? Acredito que não, e provavelmente eu me engane e é certo que chegarão cifras, estatísticas e mostras de que estou enganado.

Mas, em nosso limitado horizonte, percebemos o medo, medo porque pequena, medo porque grande, medo porque magra, medo porque gorda, medo porque bonita, medo porque feia, medo porque grávida, medo porque não grávida, medo porque menina, medo porque jovem, medo porque madura, medo porque idosa.

Vale a pena empenhar o passo, a vida e a morte em tal quimera?

Nós, homens e mulheres zapatistas dizemos que sim, que vale a pena.

E nisso colocamos a vida que, embora seja pouco, é tudo o que temos.

★

Sim, você tem razão em dizer que não faltará quem nos tache de "ingênuos" (no melhor dos casos, porque em todos os idiomas existem sinônimos mais crus).

[*Gosto deste processador de textos, um software livre e de código aberto, porque cada vez que quero escrever "caso" ou "casos" o corretor me propõe "caos". Acho que o software livre sabe mais de tormentas do que eu.*]

Enfim, onde eu estava? Ah! As palavras perdidas, seu naufrágio em papéis ou *bytes*, os povos originários e os porões da humanidade transformados em Arca de Noé, as ciências e as artes como ilhas salvadoras, uma menina sem medo como bússola e porto...

Hein? Sim, coincido com você que o resultado de tudo isso tem mais de caos do que de caso, mas esta é só uma carta que, como todas as cartas deveriam, se transforma num *aviãozinho* de papel com a intimidante insígnia de "Força Aérea Zapatista" desenhada num canto, e lá vai buscando seu destinatário. Porque vai saber onde você anda, Juan, meu irmão. Como as avós diziam antes (não sei agora) "sossega, *moleque!*" e coloque uma samarra ou abrace porque está fazendo frio, e "o assunto, você já sabe, é a chuva".

Das montanhas do Sudoeste Mexicano.

Subcomandante Insurgente Galeano
México, fevereiro de 2016

Tradução Maria Paula Gurgel Ribeiro

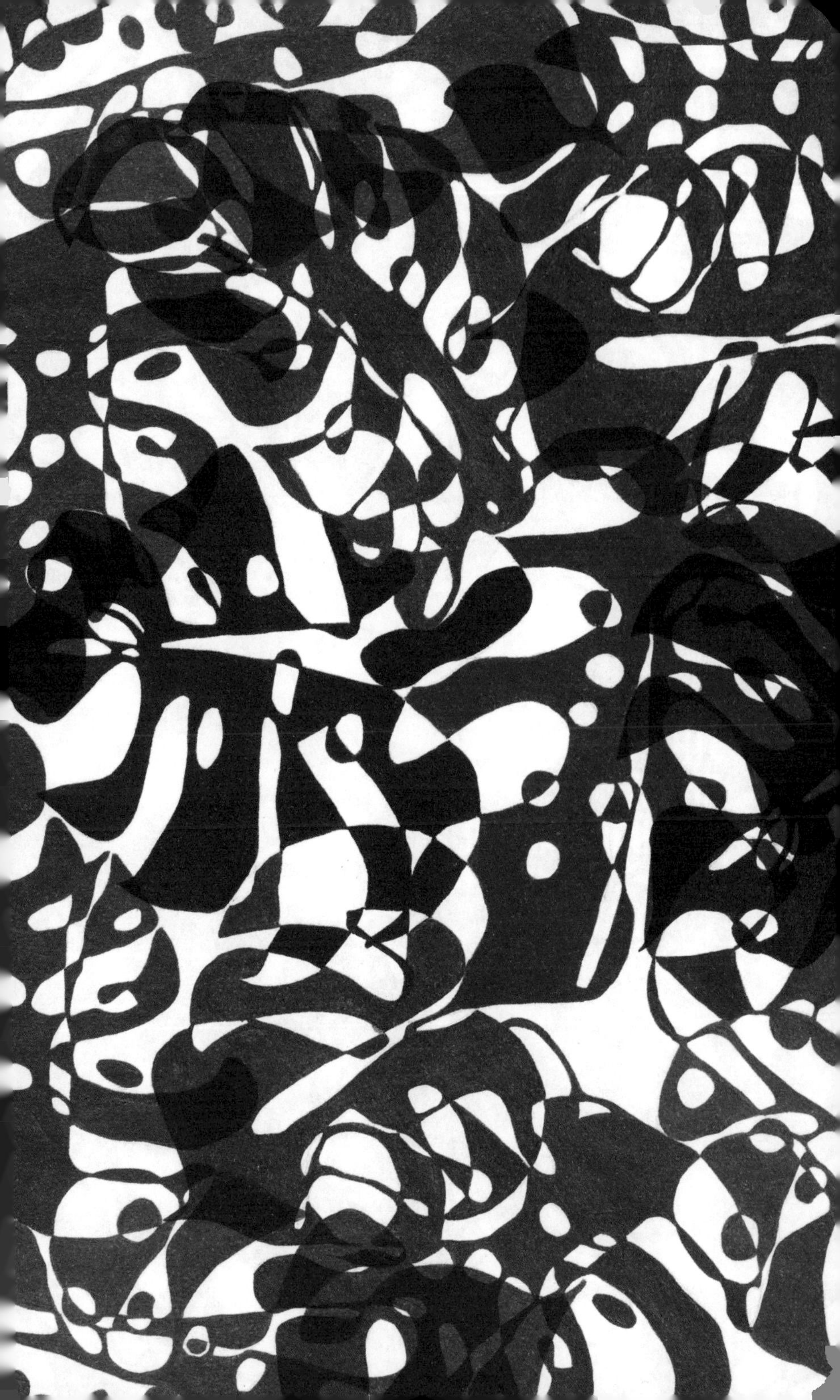

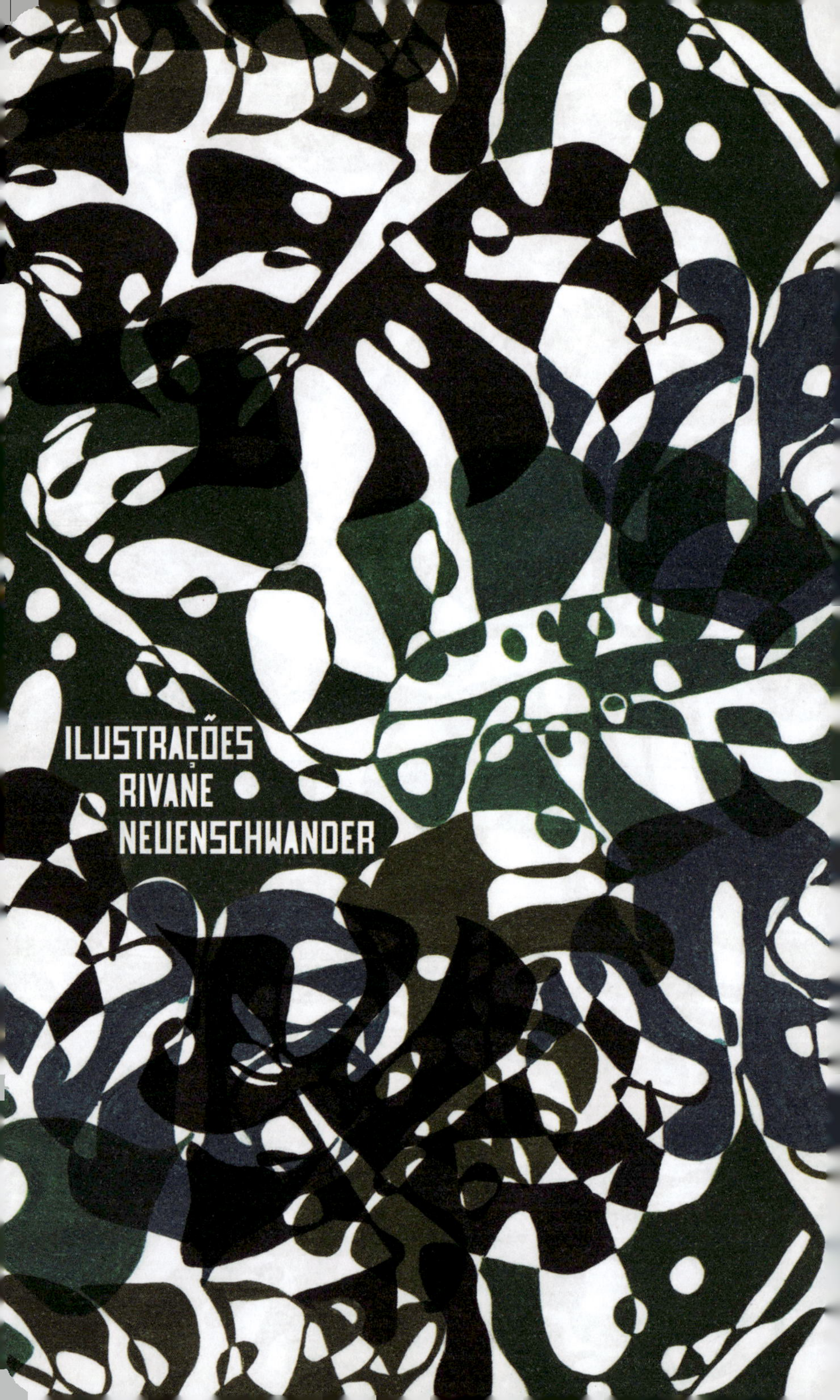
ILUSTRAÇÕES
RIVANE
NEUENSCHWANDER

O VELHO ANTONIO E O LEÃO

SUBCOMANDANTE INSURGENTE MARCOS

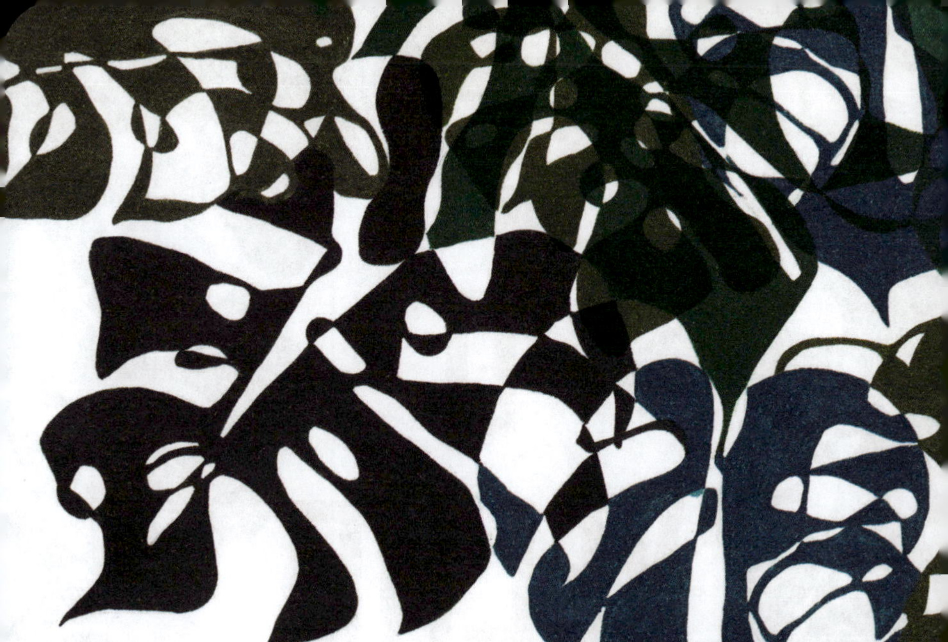

O Velho Antonio caçou um leão da montanha (que é muito parecido com o puma americano) com sua velha *chimba* (espingarda de pederneira). Eu tinha caçoado da sua arma dias antes: "Essas armas eram usadas quando Hernán Cortés conquistou o México", eu disse a ele. Ele se defendeu: "Sim, mas veja só nas mãos de quem ela está agora". Ele estava tirando os últimos nacos de carne da pele para então curti-la.

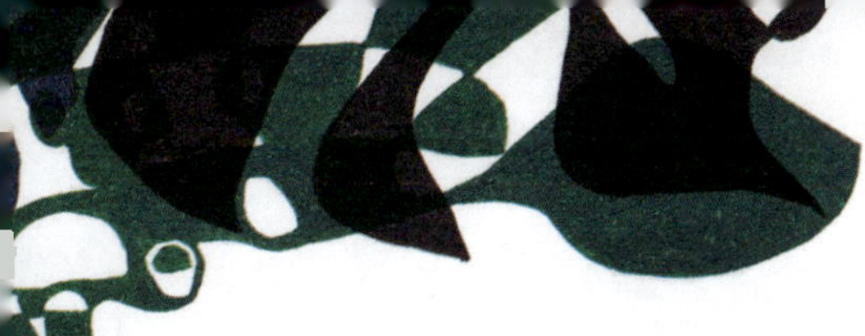

Ele me mostra orgulhoso a pele. Não há nenhum buraco. “Bem no olho”, ele se gaba. “É o único jeito de fazer com que a pele não tenha sinais de maltrato”, continua. “E o que você vai fazer com a pele?”, pergunto. O Velho Antonio não responde, continua raspando a pele de leão com seu facão, em silêncio.

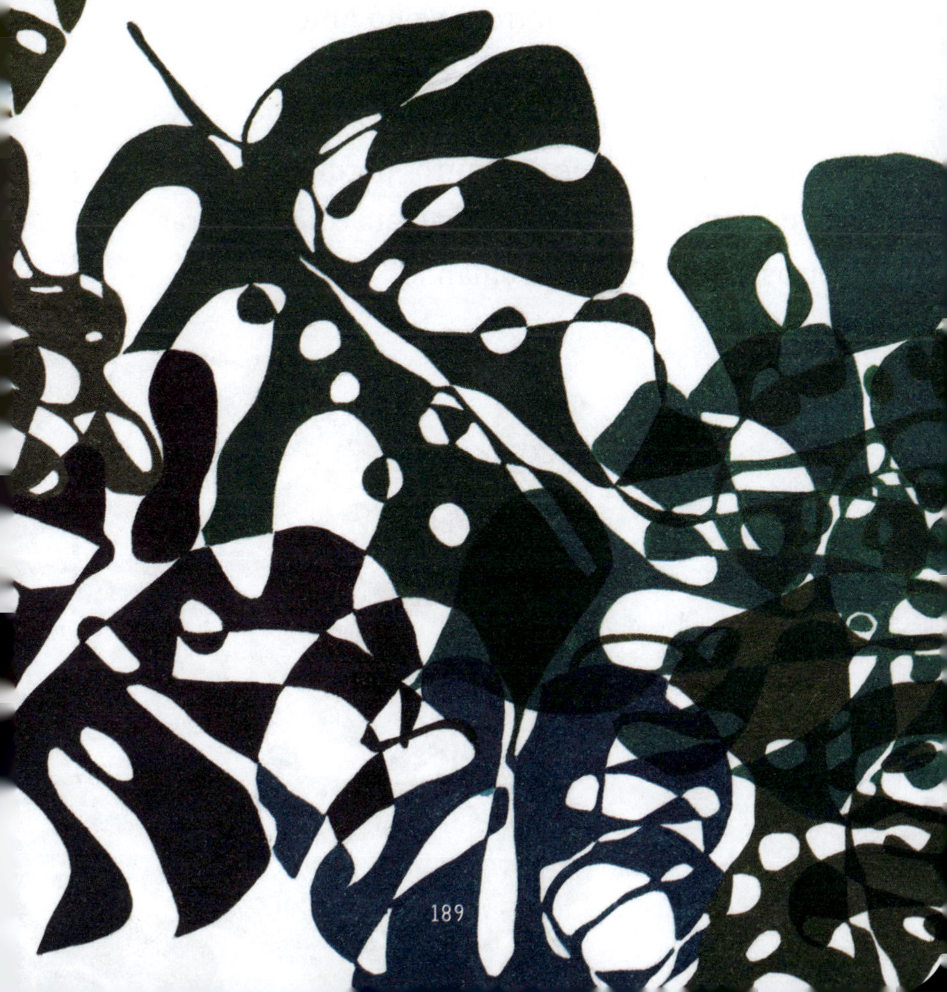

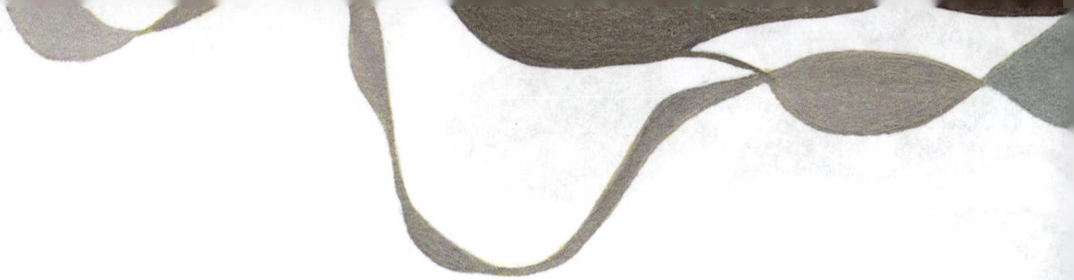

Eu me sento ao seu lado e, depois de encher o cachimbo, faço para ele um cigarro de palha. Passo o cigarro sem dizer nada, ele o examina e o desfaz. “Você tem que praticar”, diz enquanto o aperta de volta. Nós nos sentamos para participar juntos dessa cerimônia do fumo.

Entre um trago e outro, o Velho Antonio vai desfiando a história:

“O leão é forte porque os outros animais são fracos. O leão come a carne dos outros porque os outros se deixam comer. O leão não mata com as garras ou as presas. Ele mata olhando.

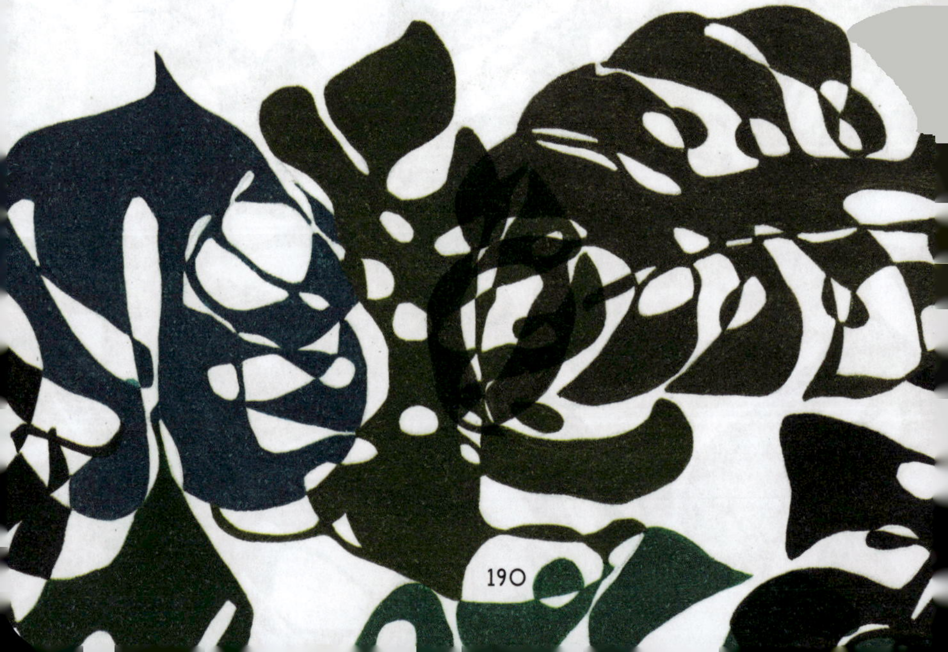

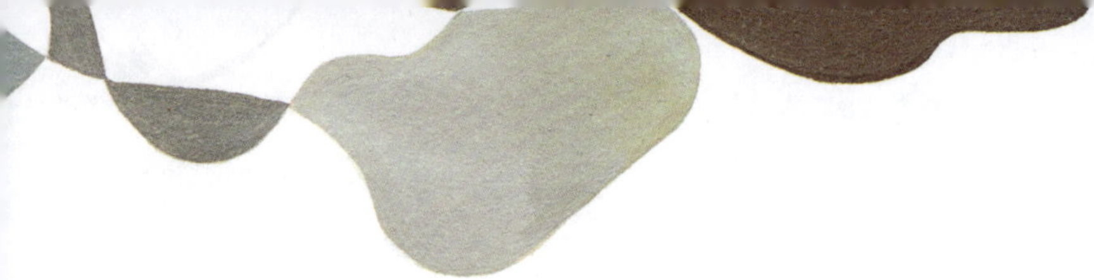

Primeiro, se aproxima devagar... em silêncio, porque tem nuvens nas patas que abafam o ruído. Depois salta e derruba sua vítima, num golpe que atira o animal pra longe, mais pela surpresa que pela força.

Depois observa. Olha pra sua presa. Assim... (e o Velho Antonio franze o cenho e crava em mim seus olhos negros).

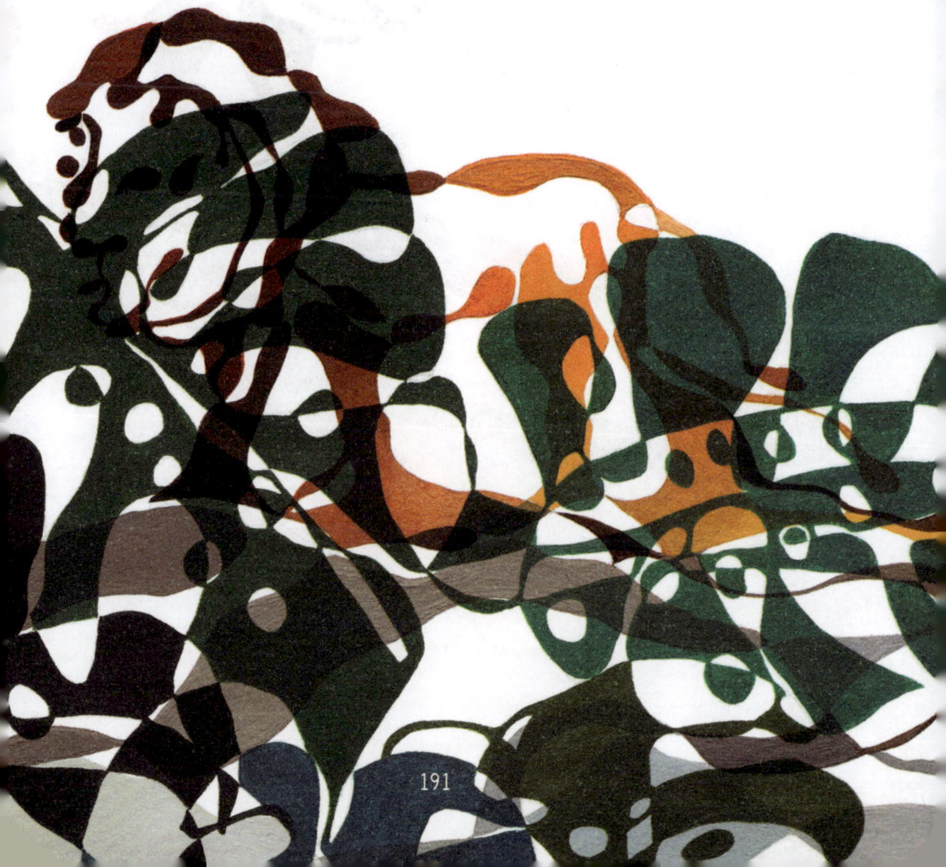

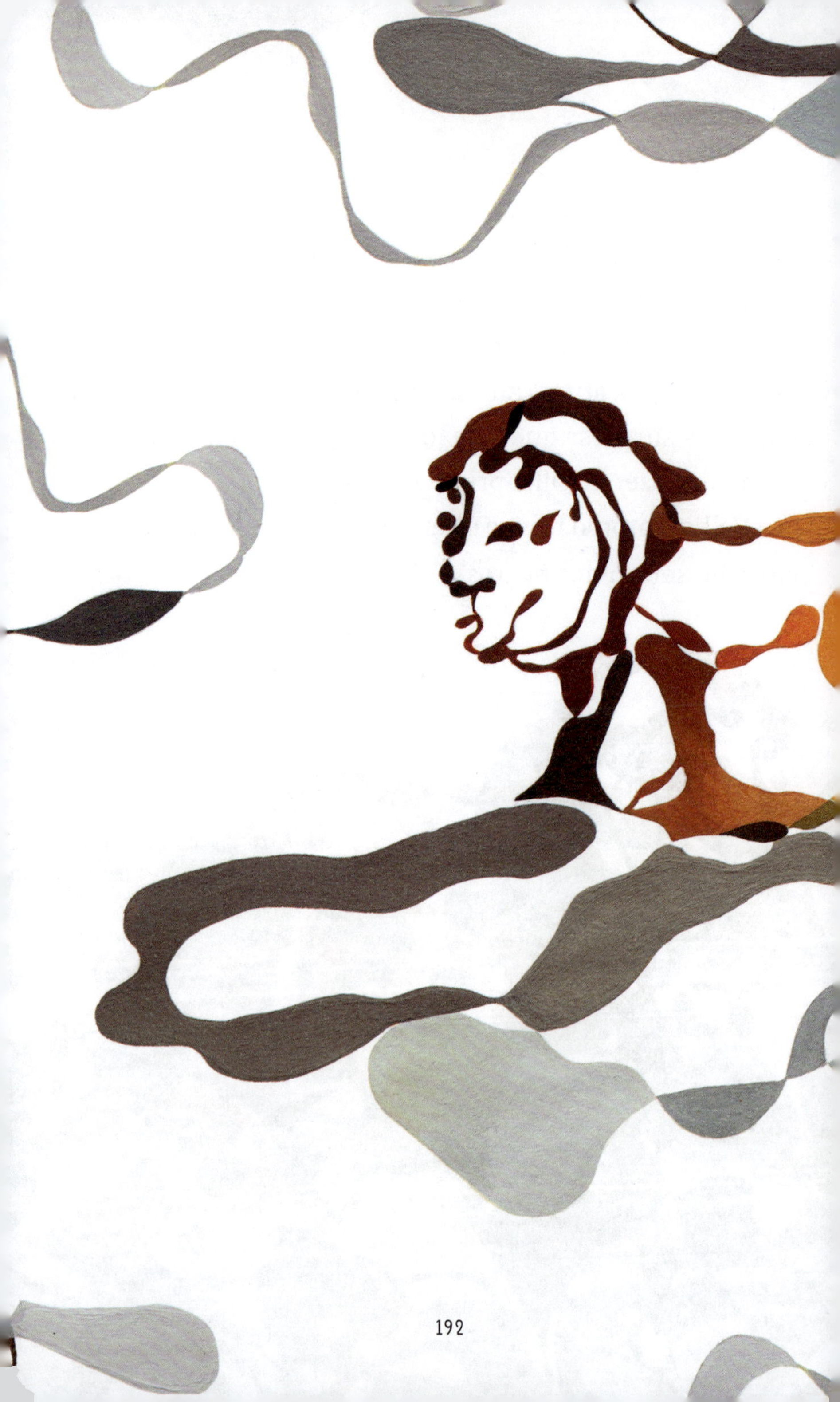

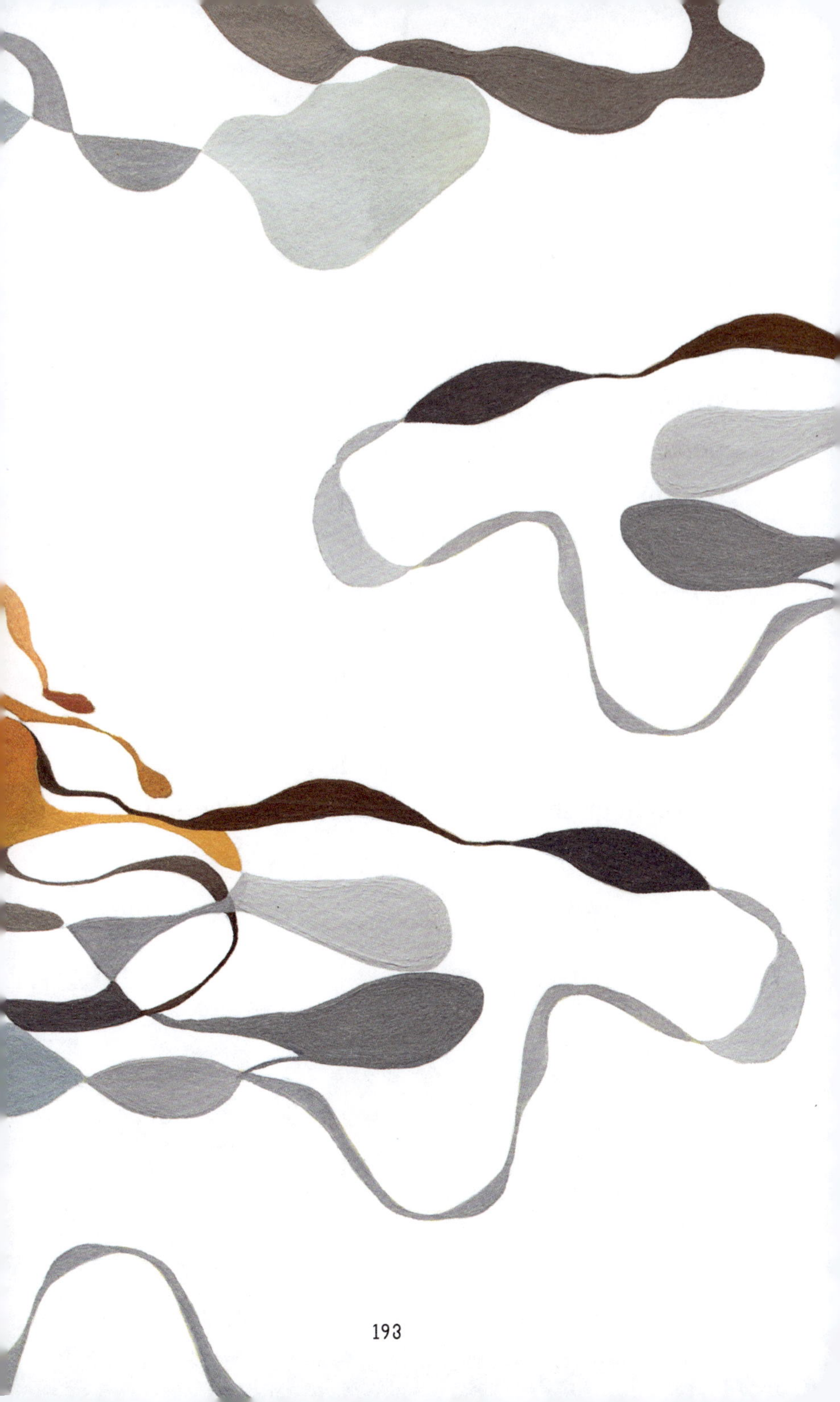

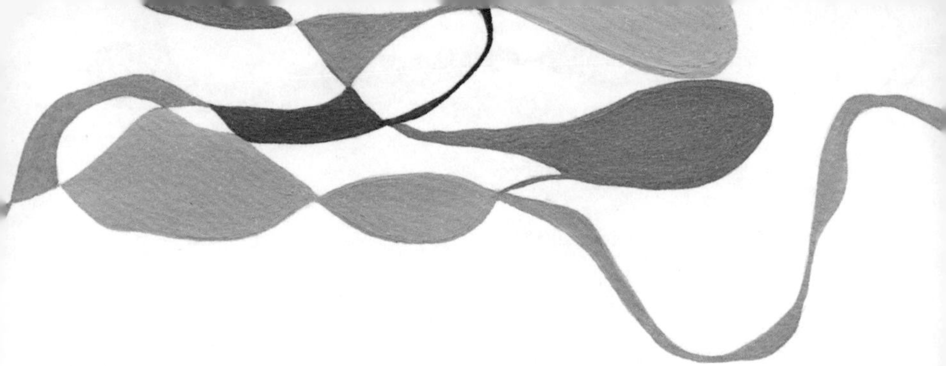

O pobre animalzinho que vai morrer fica
apenas olhando, olhando pro leão que olha pra ele.
O animalzinho já não é o mesmo, vê o que o leão vê,
vê a imagem do animalzinho no olhar do leão,
vê que, no olhar do leão, ele é pequeno e fraco.
O animalzinho nem imaginava que era pequeno
e fraco, era apenas um animalzinho, nem grande
nem pequeno, nem forte nem fraco. Mas agora
vê no olhar do leão, vê o medo. E, vendo aquilo
que veem quando olham pra ele, o animalzinho

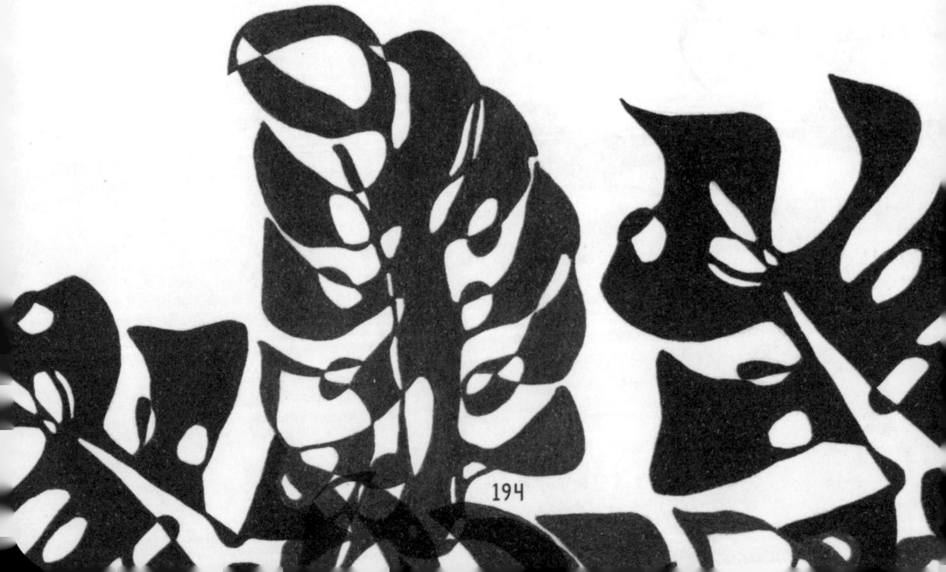

se convence, sozinho, de que é pequeno e fraco. E, pelo medo que vê que o leão vê, fica com medo. E então o animalzinho já não vê nada, seus ossos ficam paralisados, que nem quando a gente está encharcado de chuva na montanha, à noite, no frio. E então o animalzinho enfim se rende, se entrega, e o leão o devora sem dó.

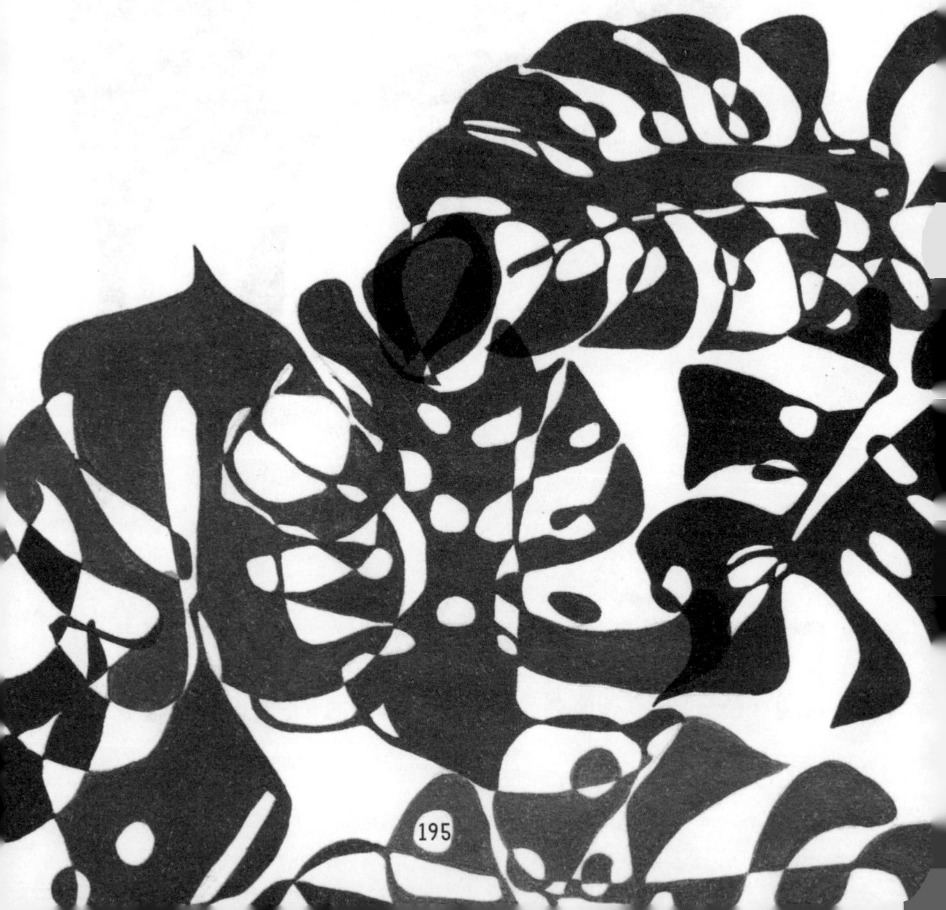

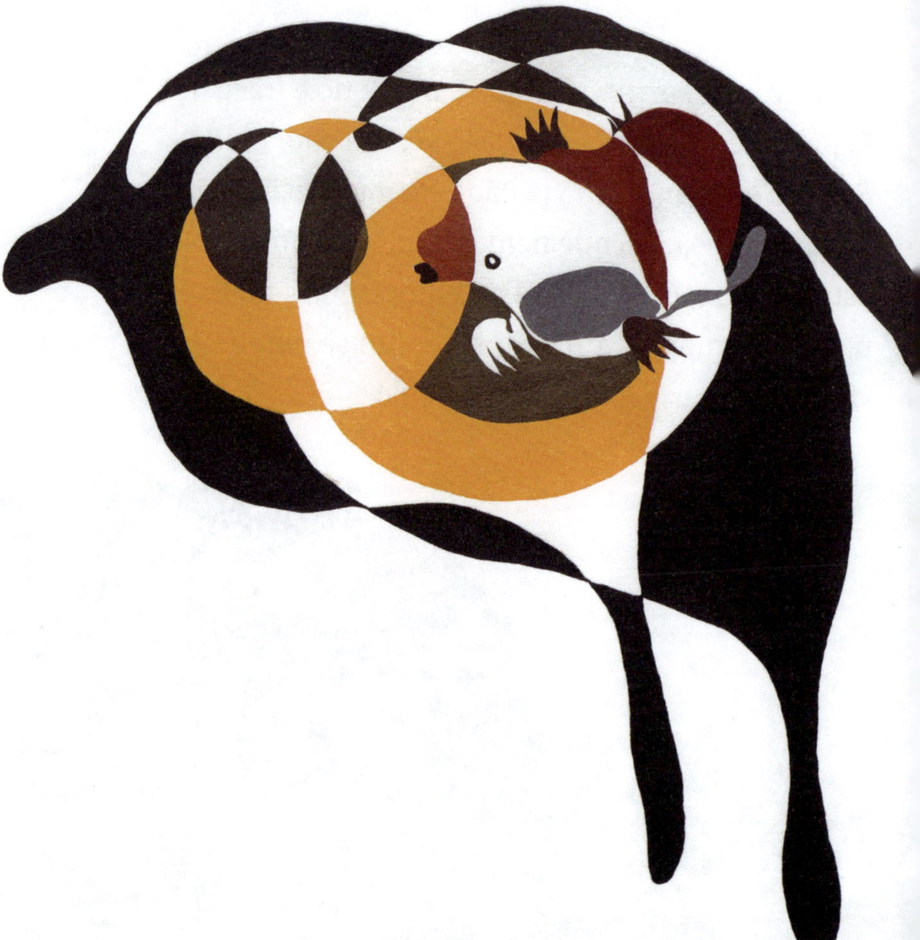

O LEÃO MATA ASSIM.

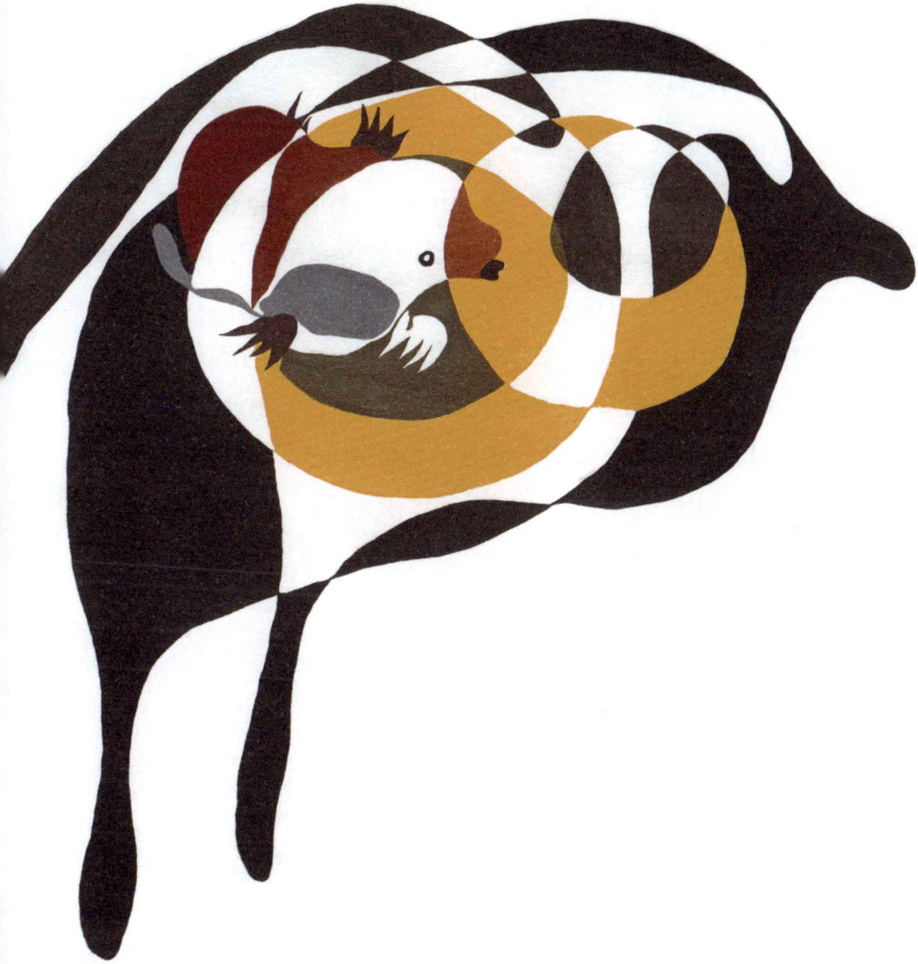

MATA OLHANDO.

Mas existe um animalzinho que não faz isso, que quando o leão vem pra cima, ele não dá bola e continua normalmente, e se o leão dá uma patada, ele responde com um arranhão das suas mãozinhas, que são pequenas, mas que machucam, tiram sangue. E esse animalzinho não se rende diante do leão porque não vê que olham pra ele... ele é cego. 'Toupeiras', assim se chamam."

Parece que o Velho Antonio terminou de falar. Eu me aventuro com um "Sim, mas...". O Velho Antonio não me deixa continuar, segue contando a sua história enquanto aperta outro cigarro. Faz isso lentamente, virando a cada tanto para olhar para mim, para ver se estou prestando atenção.

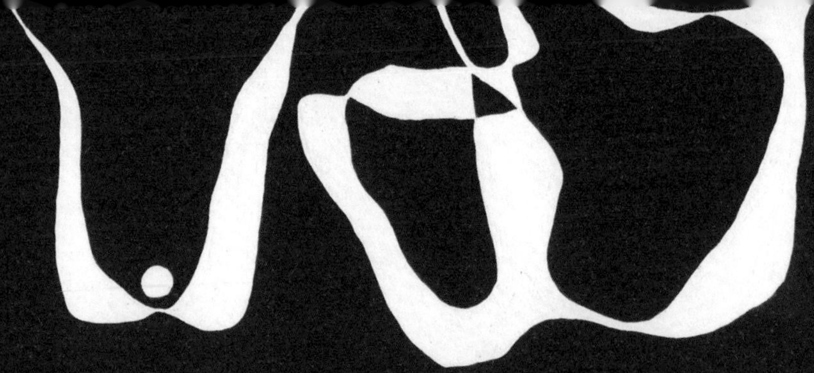

"A toupeira ficou cega porque, em vez de olhar pra fora, passou a olhar pro coração, danou-se a olhar pra dentro. E ninguém sabe por que passou pela sua cabeça, a da toupeira, isso de olhar pra dentro. E a toupeira continua lá, teimando em olhar pro coração, então não se preocupa com isso de forte ou fraco, de grande ou pequeno, porque o coração é o coração, e não pode ser medido da mesma forma que as pessoas e os animais.

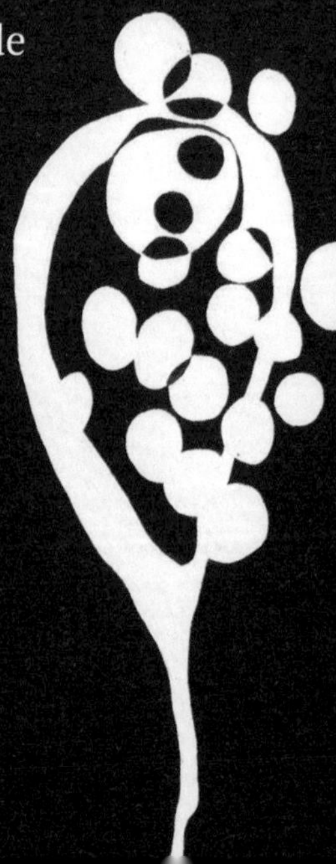

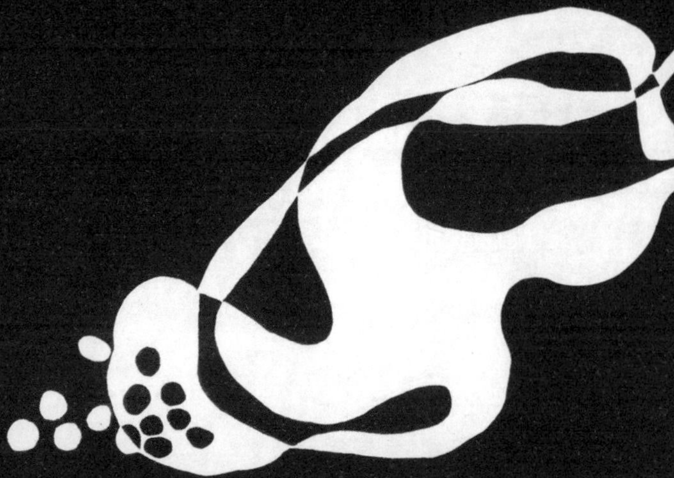

E essa coisa de olhar pra dentro, só os deuses podiam fazer isso, então os deuses castigaram a toupeira e não deixaram que ela olhasse mais pra fora, e além disso a condenaram a viver e caminhar debaixo da terra. É por isso que a toupeira vive embaixo da terra, porque foi castigada pelos deuses. E a toupeira nem ficou triste, porque continuou olhando pra dentro de si. É por isso que a toupeira não tem medo do leão. E o homem que sabe olhar pro próprio coração também não tem medo.

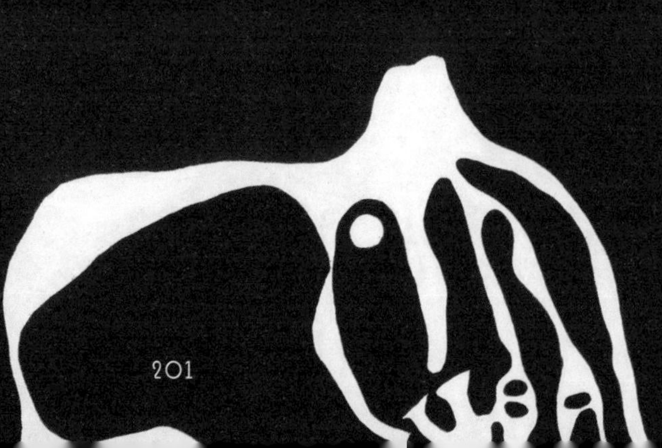

Porque o homem que sabe olhar pro próprio coração não vê a força do leão, vê a força do seu coração e então olha pro leão, e o leão olha pro homem que olha pra ele, e o leão vê, no olhar do homem, que é apenas um leão, e o leão se vê como ele o vê, então fica com medo e corre."

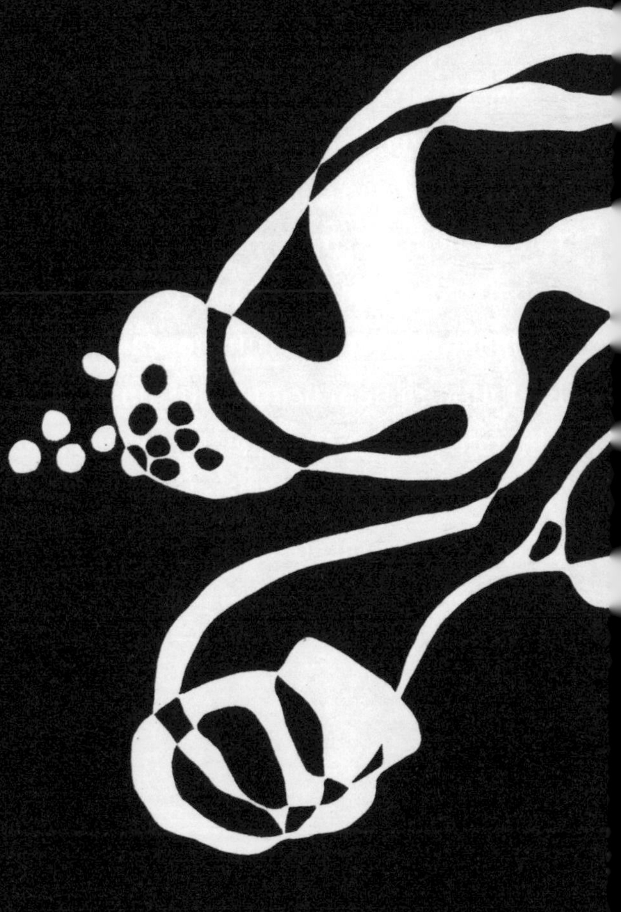

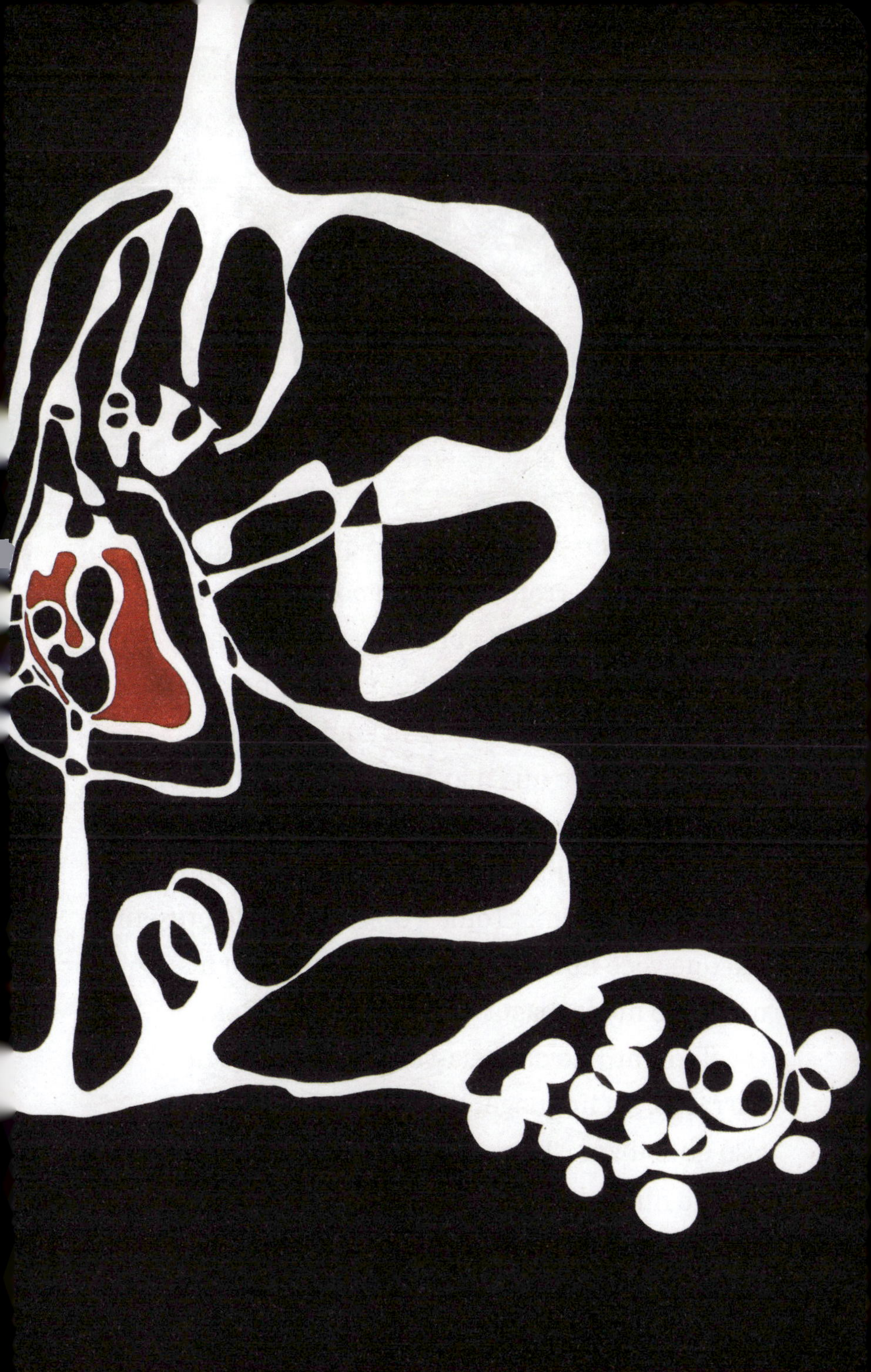

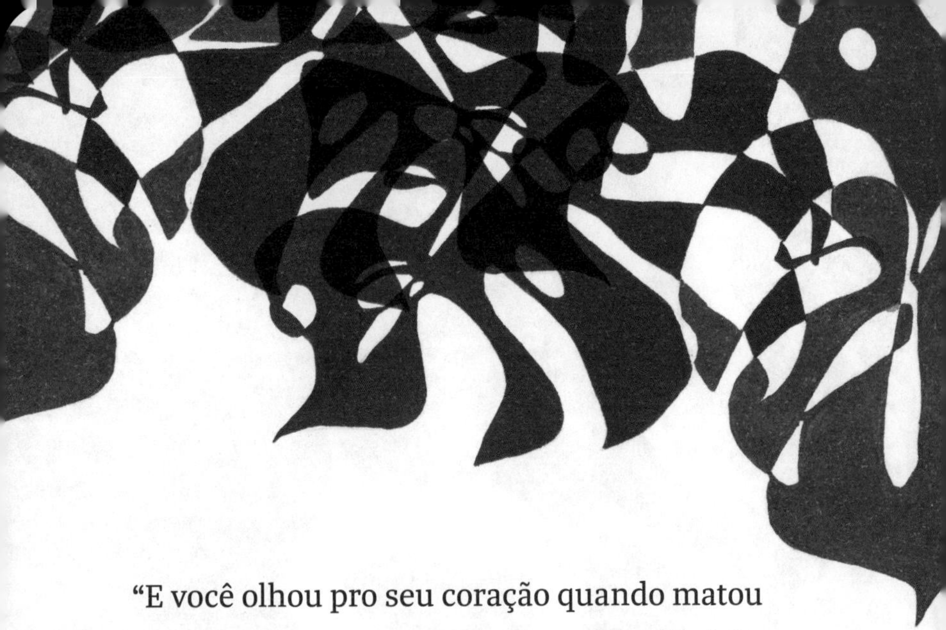

"E você olhou pro seu coração quando matou este leão?", interrompo. Ele responde: "Eu? Que nada, homem, eu olhei pra mira da espingarda e pro olho do leão e atirei logo... nem pensei no coração." Eu coço a cabeça, como fazem aqui, segundo aprendi, sempre que não entendem alguma coisa.

O Velho Antonio se levanta devagar, pega a pele e a examina detidamente. Depois a enrola e a entrega para mim. "Toma", diz. "Te dou de presente pra que você nunca se esqueça de que, pra matar o leão e o medo, basta saber pra onde olhar..." O Velho Antonio dá meia-volta e entra no seu barracão. Na linguagem do Velho Antonio, isso quer dizer: "Já terminei, adeus." Enfiei a pele de leão numa bolsa de *nylon* e fui embora...

A pequena Toña faz a mesma coisa, e vai-se embora com o famigerado coelhinho de pelúcia "que não pinica". O Beto diz, para me consolar, que ele tem um *tlacuache*[1] morto, que sua mãe já mandou mesmo se livrar dele, e que ele, o Beto, pode trocá-lo comigo por cinco bexigas. Eu recuso amorosamente, mas um dos cozinheiros escuta a oferta e oferece ao Beto três bexigas. O Beto hesita. O cozinheiro argumenta que uma das bexigas é verde, a outra é branca e a outra, vermelha. Beto insiste na oferta inicial de cinco bexigas. O cozinheiro oferece duas bexigas e dois preservativos. Beto hesita. Quando fui embora, a negociação ainda não tinha dado em nada.

1 "Gambá"; palavra de origem náuatle. [N.T.]

Essa foi a história do Velho Antonio e o leão. Desde então, carreguei comigo a pele de leão, e a usamos para guardar a bandeira que entregamos na Convenção Nacional Democrática.[2] Também querem a pele?

Saudações mais uma vez, saúde e um cristal desses que servem para olhar para dentro...

Das montanhas do sudoeste mexicano,

Subcomandante Insurgente Marcos

Extraído do livro *Relatos de El Viejo Antonio*[3]

Tradução Camila de Moura

2 Evento convocado pelo EZLN na *Segunda Declaração da Selva Lancandona*, promulgada em 1994, no contexto do assassinato de Luis Donaldo Colosio Murrieta, candidato à presidência da república pelo Partido Revolucionário Institucional (PRI), e da negativa do ezln às condições do governo federal para a pacificação da região de conflito. Nesse documento, o EZLN propunha a realização de uma convenção "nacional, soberana e revolucionária" que organizasse um governo de transição e elaborasse uma nova Constituição, de modo a "garantir o cumprimento legal da vontade popular". A primeira plenária da CND foi realizada em agosto do mesmo ano, no povoado de Guadalupe Tepeyac, no estado de Chiapas, e contou com representantes dos 31 estados mexicanos e do Distrito Federal. [N.T.]

3 Subcomandante Insurgente Marcos, Relatos de *El Viejo Antonio*. San Cristóbal de las Casas: Centro de Información y Análisis de Chiapas, 1998, México.

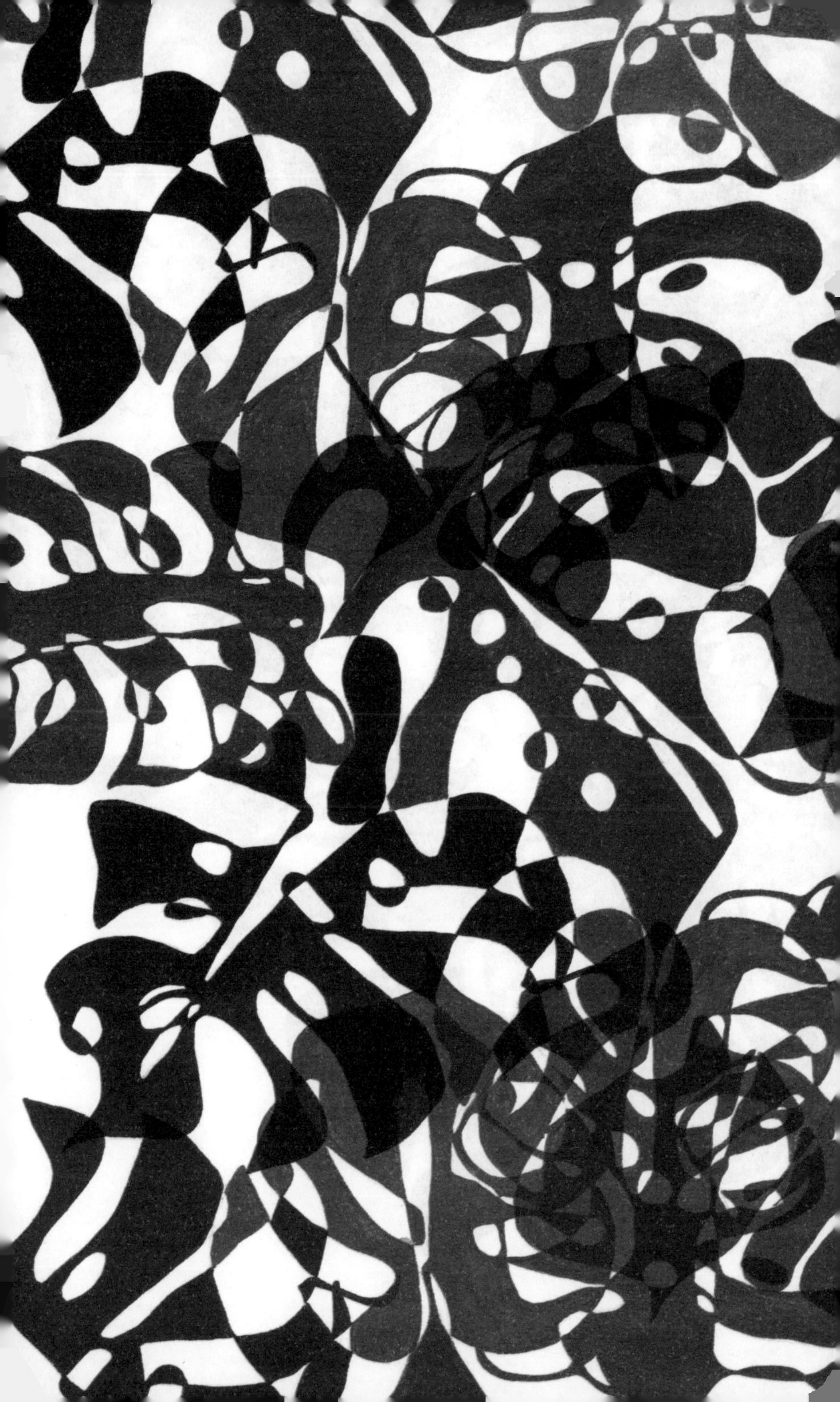

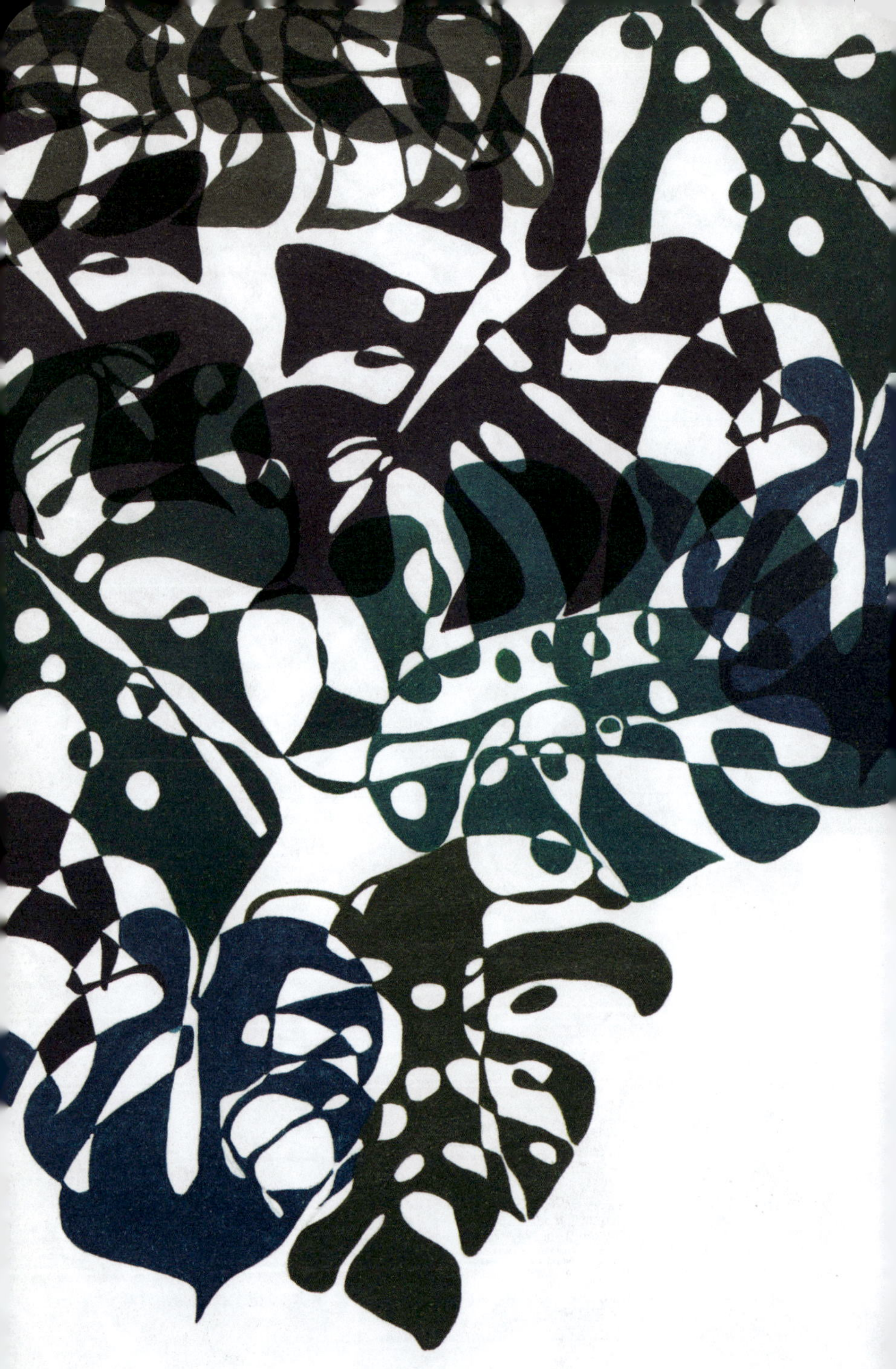

SEXTA DECLARAÇÃO DA SELVA LACANDONA

EXÉRCITO ZAPATISTA DE LIBERTAÇÃO NACIONAL

Esta é a nossa palavra simples que busca tocar o coração da gente humilde e simples como nós, mas, também como nós, digna e rebelde. Esta é a nossa palavra simples para contar o que tem sido o nosso caminhar e onde estamos agora, para explicar como vemos o mundo e o nosso país, para dizer o que pensamos fazer e como pensamos fazê-lo, e para convidar outras pessoas a caminharem conosco em algo muito grande que se chama México e em algo maior que se chama mundo. Esta é a nossa palavra simples para relatar a todos os corações que são honestos e nobres, o que queremos no México e no mundo. Esta é nossa palavra simples porque nossa ideia é de chamar aqueles que são como nós e nos unirmos a eles, em todos os lugares onde vivem e lutam.

I. DO QUE SOMOS

Nós somos os zapatistas do EzlN, ainda que nos chamem também "neozapatistas". Bom, mas nós zapatistas do EZLN nos sublevamos com armas em janeiro de 1994 porque vimos a quantidade de maldades que nos fazem os poderosos, que só nos humilham, nos roubam, nos prendem e nos matam, e ninguém diz e nem faz nada.

Por isso, nós dissemos "Basta!", ou seja, que já não vamos permitir que nos desprezem e nos tratem pior que os animais. E, então, também dissemos que queremos a democracia, a liberdade e a justiça para todos os mexicanos, ainda que nos tenhamos centrado mais nos povos indígenas. Porque nós do EZLN somos quase todos indígenas daqui de Chiapas, mas não queremos lutar só pelo nosso bem ou só pelo bem dos indígenas de Chiapas, ou só pelos povos indígenas do México, nós queremos lutar sim com todas as pessoas simples e humildes como nós, que passam por grande necessidade e que sofrem a exploração e os roubos dos ricos e de seus maus governos aqui no nosso México e em outros países do mundo.

E então nossa pequena história é que nos cansamos da exploração que nos faziam os poderosos e nos organizamos para nos defendermos e para lutar pela justiça. De início não somos muitos, somos apenas um punhado que andam de um lado a outro, falando e ouvindo outras pessoas como nós. Fizemos isso durante muitos anos e o fizemos em segredo, isto é, sem fazer alarde. Ou seja, juntamos nossa força em silêncio. Levamos cerca de 10 anos, depois crescemos e já éramos muitos milhares. Então nos preparamos bem com a política e com as armas e, de repente, quando os ricos estavam celebrando a festa de ano-novo, caímos sobre suas cidades e as ocupamos e fizemos saber a todos que estávamos aqui, que eles têm que nos levar em consideração. E depois que os ricos ficaram muito assustados, nos enviaram seus grandes exércitos para que acabassem conosco, como sempre fazem quando os explorados se rebelam, mandam acabar com todos. Mas não conseguiram acabar conosco, porque nós nos preparamos muito bem antes da guerra e nos tornamos fortes em nossas montanhas. E os exércitos andavam por aí procurando-nos e atirando suas bombas e balas contra nós, e já estavam fazendo seus planos de matarem todos os indígenas por não saberem quem é e quem não é zapatista. Quanto a nós, continuamos correndo e combatendo, combatendo e correndo como fizeram nossos antepassados. Sem que nos entregássemos, sem que nos rendêssemos, sem que nos derrotassem.

Então os moradores das cidades saem às ruas e começam sua gritaria de que se pare com a guerra. Assim, nós paramos nossa guerra e ouvimos estes irmãos e irmãs da cidade que nos dizem para tratarmos de chegar a um acordo, ou seja, a um acordo com os maus governos para que o problema seja resolvido sem uma matança. E nós demos atenção a essa gente, porque esta gente é, como dizemos, "o povo", ou seja, o povo mexicano. Assim, deixamos de lado o fogo e tomamos a palavra.

E acontece que os governos disseram que vão se comportar bem sim, vão dialogar, vão fazer acordos e vão cumpri-los. E nós dissemos que está bem, mas também pensamos que conhecemos essa gente que saiu às ruas para parar a guerra. Então, enquanto estamos dialogando com os maus governos, falamos também com essas pessoas e vimos que a maioria era gente humilde e simples como nós, e ambos, ou seja, eles e nós, entendemos bem porque lutamos. Chamamos esta gente de "sociedade civil" porque a maioria não pertencia a partidos políticos, mas era gente comum, como nós, gente simples e humilde.

Acontece que os maus governos não queriam um bom acordo, sua artimanha era de falar e chegar a um acordo enquanto estavam preparando seus ataques para eliminar-nos de vez. E então nos atacaram em várias ocasiões, mas não nos venceram porque resistimos bem e muita gente se mobilizou no mundo inteiro. E então os maus governos pensaram que o problema é que muita gente está vendo o que acontece com o EZLN, e começaram seu plano de fazer como se nada estivesse acontecendo. E isso enquanto nos rodeiam, ou seja, nos cercam à espera de que, como nossas montanhas ficam em lugar retirado, as pessoas acabassem esquecendo por estar longe da terra zapatista. De tanto em tanto, os maus governos tentam, tratam de nos enganar ou nos atacam, como em fevereiro de 1995, quando nos mandaram uma grande quantidade de tropas, mas não nos derrotaram. Porque, como dizem logo em seguida, não estamos sós, muita gente nos apoiou e resistimos bem.

Depois, os maus governos tiveram que fazer acordos com o EZLN e estes acordos se chamam "Acordos de San Andrés" porque "San Andrés" é o município onde estes acordos foram assinados. Nestes diálogos nós não estávamos sozinhos a falar com os do mau governo, mas convidamos muitas pessoas e organizações que estavam ou estão na luta pelos povos indígenas do México, e todos diziam sua palavra e todos chegávamos a acordos sobre como vamos falar com os maus governos. E assim foi este diálogo no qual não havia só zapatistas de um lado e governos do outro, mas com os zapatistas estavam sim os povos indígenas do México e os que os apoiam. E nestes acordos os maus governos disseram que vão reconhecer os direitos dos povos indígenas do México, vão respeitar sua cultura, e vão transformar isso tudo em lei na Constituição. Mas, depois de assinarem, os maus governos se fizeram de esquecidos, passam muitos anos e nada de cumprir estes acordos. Ao contrário, o governo atacou os indígenas para obrigá-los a recuar em sua luta, como em 22 de dezembro de 1997, data em que Zedillo mandou matar 45 homens, mulheres, anciãos e crianças no povoado de Chiapas que se chama Acteal. Crime como este não se esquece tão facilmente, e isso é uma amostra de como os maus governos não têm escrúpulos em atacar e assassinar os que se rebelam contra as injustiças. Enquanto isso, nós zapatistas pressionamos para que se cumpram os acordos e vamos resistindo nas montanhas do sudoeste mexicano.

E então começamos a falar com outros povos indígenas do México e com suas organizações e acordamos com eles que vamos lutar juntos pelo mesmo, ou seja, pelo reconhecimento dos direitos e da cultura indígenas. Bom, também nos apoiou muita gente do mundo inteiro, e pessoas que são muito respeitadas e cuja palavra é muito grande porque trata-se de grandes intelectuais, artistas e cientistas do México e do mundo inteiro. Realizamos também encontros internacionais, ou seja, nos juntamos para falar com pessoas da América, da Ásia, da Europa, da África e da Oceania, conhecemos suas lutas e seus jeitos, e dissemos que são encontros "intergaláticos" só para sermos brincalhões e porque convidamos também os de outros planetas, mas parece que não chegaram, ou talvez tenham chegado, mas não o disseram claramente.

Seja como for, os maus governos não cumpriam os acordos, e então fizemos um plano para falar com muitos mexicanos para que nos apoiassem. Então, antes de tudo, fizemos, em 1997, uma marcha até a Cidade do México que se chamou "Marcha dos 1111" porque iam um companheiro e uma companheira de cada povoado zapatista, mas o governo não lhe fez caso. Em seguida, em 1999, fizemos uma consulta em todo o país e aí deu para ver que a maioria concorda com as demandas dos povos indígenas, mas os maus governos tampouco lhe fizeram caso. E, por último, em 2001, fizemos a que se chamou "marcha pela dignidade indígena" que teve muito apoio de milhões de mexicanos e de outros países, e chegou até onde estão os deputados e os senadores, ou seja, no Congresso da União, para exigir o reconhecimento dos indígenas mexicanos.

Mas acontece que não, que os políticos que são do partido PRI, do partido PAN e do partido PRD entraram em acordo entre eles e simplesmente não reconheceram os direitos e a cultura indígenas. Isso foi em abril de 2001 e aí os políticos demonstraram claramente que não têm nenhuma decência e são sem-vergonhas que só pensam em ganhar seu bom dinheiro como maus governantes que são. Temos que lembrar disso porque já, já, vão dizer a vocês que vão reconhecer os direitos indígenas, mas é uma mentira que eles jogam para que votem neles, já tiveram sua oportunidade e não cumpriram o seu dever.

Foi então que nos demos conta de que o diálogo e a negociação com os maus governos do México foram em vão. Ou seja, não é conveniente que falemos com os políticos porque nem seu coração, nem sua palavra agem direito, mas estão cheios de tramoias e soltam mentiras de que vão cumprir, mas depois não cumprem. Ou seja, naquele dia em que os políticos do PRI, do PAN e do PRD aprovaram uma lei inútil, mataram de vez o diálogo e deixaram claro que pouco importa o que eles acordam ou assinam porque não têm palavra. Em seguida, não fizemos nenhum contato com os poderes federais, porque entendemos que o diálogo e a negociação haviam fracassado por causa destes partidos políticos. Vimos que não se importavam com o sangue, a morte, o sofrimento, as mobilizações, as consultas, os esforços, os pronunciamentos nacionais e internacionais, os encontros, os acordos, as assinaturas, os compromissos. Desta forma, a classe política não só fechou, mais uma vez, a porta aos povos indígenas, como também deu um golpe mortal na solução pacífica, dialogada e negociada da guerra. E também não se pode mais acreditar que se cumpram os acordos a que se chega com quem quer que seja. Observem para aprender com o que aconteceu conosco.

Nós vimos tudo isso e, em nossos corações, pensamos no que vamos fazer. A primeira coisa que vimos é que o nosso coração já não é como era antes, quando começamos nossa luta, mas sim que é maior porque já tocamos o coração de muita gente boa. E também vimos que o nosso coração está mais ferido. E não é que esteja ferido pelos enganos que os maus governos nos fizeram, mas sim porque quando tocamos os corações de outros, tocamos também suas dores. Ou seja, foi como vermo-nos num espelho.

II. DE ONDE ESTAMOS AGORA

Então, como zapatistas, pensamos que não bastava deixar de dialogar com o governo, mas que era necessário sim ir adiante na luta apesar destes políticos parasitas e vagabundos. O EZLN decidiu então pelo cumprimento, sozinho e de sua parte (ou seja, isso que se chama de "unilateral" porque é só de um lado) dos Acordos de San Andrés quanto aos direitos e a cultura indígenas. Durante quatro anos, desde meados de 2001 até meados de 2005, nos dedicamos a isso e a outras coisas que já vamos contar.

Bom, começamos então a implantar os municípios autônomos rebeldes zapatistas, que é como se organizaram os povoados para governar e governar-se, para tornarem-se mais fortes. Esta forma de governo autônomo não foi inventada sem mais nem menos pelo EZLN, mas vem de vários séculos de resistência indígena e da própria experiência zapatista enquanto autogoverno das comunidades. Ou seja, não é que venha alguém de fora para governar, são os próprios povoados que decidem, entre eles, quem e como governa e, se este não obedece, então o tiram. Ou seja, se quem manda não obedece ao povo, então o põem pra correr, deixa de ser autoridade e entra outro.

Vimos então que os municípios autônomos não estavam todos no mesmo nível, havia alguns que estavam mais avançados e tinham mais apoios da sociedade civil, enquanto outros estavam mais abandonados. Ou seja, faltava organizar as coisas para que tudo fosse mais igualitário. Vimos também que o EZLN com seu caráter político militar estava se metendo nas decisões que cabiam às autoridades democráticas, como se diz, "civis". E aqui o problema é que a parte político-militar do EZLN não é democrática, porque é um exército, e vimos que não está certo isso que o militar está em cima e o democrático embaixo, porque não é possível que o democrático seja decidido militarmente, mas deve ser o contrário: ou seja, que o político-democrático está em cima mandando, e embaixo está o militar obedecendo. Ou talvez seja melhor que não haja nada embaixo, que seja tudo bem plano, sem militar, e por isso os zapatistas são soldados para que não haja soldados. Bom, mas então, em relação a este problema, o que fizemos foi começar a separar o que é político-militar do que são as formas de organização autônomas e democráticas das comunidades zapatistas. E, assim, ações e decisões que antes o EZLN fazia e tomava aos poucos foram repassadas às autoridades democraticamente eleitas nos povoados. Claro que isso é fácil de dizer, mas na prática custa muito, porque são muitos anos, primeiro na preparação da guerra e, em seguida, já é a guerra e vai-se acostumando ao político-militar. Mas, seja como for, fizemos isso porque este é o nosso jeito, de fazer o que dizemos, porque de outra maneira não há por que sair dizendo, se depois não o fazemos.

Foi assim que, em agosto de 2003, nasceram as Juntas de Bom Governo, e com elas se continuou a aprendizagem e o exercício do "mandar obedecendo". Desde então, e até a metade de 2005, a direção do EZLN não se meteu a dar ordens nos assuntos civis, mas acompanhou e apoiou as autoridades democraticamente eleitas pelos povoados. Além disso, ela vigiou para que fossem bem informados os povos e a sociedade civil nacional e internacional em relação aos apoios recebidos e em que foram utilizados. E agora estamos passando o trabalho de vigilância do bom governo às bases de apoio zapatistas, com cargos em esquema de rodízio, de tal forma que todos e todas aprendam e realizem este trabalho. Porque nós achamos que um povo que não vigia os seus governantes está condenado a ser escravo, e nós lutamos para sermos livres, não para mudar de dono a cada seis anos.

Durante estes quatro anos, o EZLN também passou às Juntas de Bom Governo e aos Municípios Autônomos os apoios e contatos que, em todo o México e em todo o mundo, foram conseguidos nestes anos de guerra e resistência. Além disso, durante este período, o

EZLN foi construindo um apoio econômico e político que permita às comunidades zapatistas avançar com menos dificuldades na construção de sua autonomia e na melhora de suas condições de vida. Não é muito, mas é bem superior ao que se tinha antes do início do levante, em janeiro de 1994. Se você olha para um desses estudos feitos pelos governos, vai ver que as únicas comunidades indígenas que melhoraram suas condições de vida, ou seja, sua saúde, educação, alimentação e moradia, foram as que estão em território zapatista, que é como nós chamamos o lugar onde estão nossos povoados. E tudo isso tem sido possível graças ao avanço dos povoados zapatistas e o apoio muito grande recebido de pessoas boas e nobres, que chamamos de "sociedades civis", e de suas organizações no mundo inteiro. Como se todas estas pessoas tivessem tornado realidade isso de que "outro mundo é possível", mas nos fatos, não nas simples falações.

E então os povoados têm tido bons avanços. Agora há mais companheiros e companheiras que estão aprendendo a ser governo. E, ainda que aos poucos, há mais mulheres que estão entrando nestes trabalhos, mas ainda continua faltando respeito para com as companheiras e que elas participem mais nos trabalhos da luta. Além disso, as Juntas de Bom Governo têm melhorado a coordenação entre os municípios autônomos e a solução de problemas com outras organizações e com autoridades dos municípios oficiais. E também se melhorou muito nos projetos das comunidades, e é mais igualitária a distribuição de projetos e apoios dados pela sociedade civil do mundo inteiro: a saúde e a educação têm melhorado, mesmo que ainda falte um bocado para serem o que devem ser; o mesmo ocorreu com a moradia e a alimentação; em algumas regiões tem melhorado muito o problema da terra porque as terras recuperadas dos fazendeiros foram distribuídas, mas há regiões que continuam sofrendo por falta de terras para cultivar. E também melhorou muito o apoio da sociedade civil nacional e internacional, porque antes cada um ia aonde lhe dava na telha, e agora as Juntas de Bom Governo orientam em relação para irem onde é mais necessário. E, por isso mesmo, por toda parte, há mais companheiros e companheiras que estão aprendendo a relacionar-se com as pessoas de outras regiões do México e do mundo, estão aprendendo a respeitar e a exigir respeito, estão aprendendo que há muitos mundos e que todos têm o seu lugar, seu tempo, seu jeito, e temos que nos respeitar mutuamente entre todos.

Bom, nós zapatistas do EZLN dedicamos esse tempo à nossa força principal, ou seja, aos povoados que nos apoiam. A situação passou por uma melhora e não se pode dizer que a organização e a luta zapatistas foram em vão. Ainda que acabem conosco de vez, nossa luta serviu para alguma coisa.

Mas não foram só os povoados zapatistas a crescerem, o EZLN também cresceu. Porque o que aconteceu neste período é que novas gerações renovaram toda a nossa organização. Ou seja, injetaram uma nova força. Os comandantes e comandantas, que estavam em sua maturidade no início do levante em 1994, têm agora a sabedoria do que foi aprendido na guerra e no diálogo de 12 anos com milhares de homens e mulheres do mundo inteiro. Os membros do CCRI, a direção político-organizativa zapatista, agora aconselham e orientam os novos que vão entrando em nossa luta e os que vão ocupando cargos de direção. E já faz tempo que os "comitês" (que é como nós os chamamos) têm preparado toda uma nova geração de comandantes e comandantas que, depois de um período de instrução e prova, começam a conhecer os trabalhos do comando organizativo e a desempenhá-los. E acontece também que nossos insurgentes, insurgentas, combatentes, responsáveis locais e regionais, bem como as bases de apoio, que eram jovens no início do levante, já são homens e mulheres maduros, combatentes veteranos e líderes naturais em suas unidades e comunidades. E aqueles que eram crianças naquele janeiro de 1994, são jovens que têm crescido na resistência, e têm sido formados na digna rebeldia levada adiante por seus pais nestes 12 anos de guerra. Estes jovens têm uma formação política, técnica e cultural que nós que iniciamos o movimento zapatista não tínhamos. Esta juventude alimenta agora, cada vez mais, tanto nossas tropas como os postos de direção na organização. E, bom, todos nós vimos as enganações da classe política mexicana e a destruição que suas ações provocam em nossa pátria. E vimos as grandes injustiças e matanças realizadas pela globalização neoliberal no mundo inteiro. Mas vou lhes falar disso mais adiante.

Assim, o EZLN tem resistido a 12 anos de guerra, de ataques militares, políticos, ideológicos e econômicos, de cerco, de perseguição, de hostilidades e não nos têm vencido, não nos vendemos, nem nos rendemos, e temos avançado. Mais companheiros de muitos lugares têm entrado na luta, de tal forma que, no lugar de tornarmo-nos mais fracos depois de tantos anos, nos fazemos mais fortes. Claro que há problemas que podem ser resolvidos separando mais o político-militar do civil-democrático. Mas há coisas, as mais importantes, como são nossas demandas pelas quais lutamos, que não foram completamente atingidas.

Conforme nosso pensamento e o que vemos em nosso coração, temos chegado a um ponto em que não podemos ir além e, além disso, é possível que percamos tudo o que temos se ficamos como estamos e não fazemos nada para avançar. Ou seja, chegou a hora de arriscar outra vez e dar um passo perigoso, mas que vale a pena. Porque, talvez, unidos com outros setores sociais que têm nossas mesmas carências, será possível conseguir o que precisamos e merecemos. Um novo passo adiante na luta indígena só é possível se o indígena se une aos operários, camponeses, estudantes, professores, empregados... ou seja, aos trabalhadores da cidade e do campo.

[Continua][1]

1 Para a segunda metade da *Sexta Declaração*, acrescentada em 2013, ver *Ellos y Nosotros*, parte V, "La Sexta". O p.s. e *A Sexta*, que se lerá a seguir, também foram redigidos em 2013.

Das montanhas do sudoeste mexicano.

Comitê Clandestino Revolucionário Indígena
Comandância-geral do Exército Zapatista de Libertação Nacional
Mês sexto, ou seja, junho, do ano de 2005

P.S. À SEXTA

Se tal ou qual pessoa.

Tem todos, vários ou algum dos seguintes agravantes, como por exemplo: ser mulher, ser homem, ser criança, ser jovem, ser estudante, ser empregad@, ser rebelde, ser lésbica, ser gay, ser indígena, ser operári@, ser colon@, ser campones@, ser desempregad@, ser crente, ser trabalhador@ sexual, ser artista, ser empregad@ domestic@ porém não domesticad@: então tenha cuidado, talvez seja da Sexta.

É diferente e não só não o lamenta e não se esconde, mas, ao contrário, anda desafiando as boas consciências: então tenha cuidado, talvez seja da Sexta.

É uma organização, grupo ou coletivo livre e/ou libertário: então tenha cuidado, talvez seja da Sexta.

É alguém que não cabe em outra lista que não seja de "prescindíveis": então tenha cuidado, talvez seja da Sexta.

É alguém que não aceita ordens que ultrapassem sua consciência: então tenha cuidado, talvez seja da Sexta.

É alguém que não espera nem suspira por salvadores supremos: então tenha cuidado, talvez seja da Sexta.

É alguém que semeia sabendo que não verá o fruto: então tenha cuidado, talvez seja da Sexta.

É alguém que quando você lhe explica pacientemente e com boas maneiras (ou seja, no limite da histeria) que a *máquina* é todo-poderosa e invencível, sorri, não como se o entendesse, mas como se não lhe importasse: então tenha cuidado, talvez seja da Sexta.

A SEXTA

O Tempo do *Não*, O Tempo do *Sim*

Companheiras, companheiros:

Definido quem somos, nossa história passada e atual, nosso lugar e o inimigo que enfrentamos, como está colocado na *Sexta Declaração da Selva Lacandona*, continua pendente terminar de definir por que lutamos.

Definidos os "não", falta acabar de delinear os "sim".

E não só, faltam também mais respostas aos "como", "quando", "com quem".

Todos vocês sabem que nosso pensamento não é o de construir uma grande organização com um centro dirigente, um comando centralizado, um chefe, seja individual ou colegiado.

Nossa análise do sistema dominante, de seu funcionamento, de suas forças e debilidades, nos levou a assinalar que a unidade de ação pode se dar caso se respeitem o que nós chamamos "os modos" de cada qual.

E "os modos" não é outra coisa senão os conhecimentos que cada um de nós, individual ou coletivo, tem de sua geografia e calendário. Quer dizer, de suas dores e suas lutas.

Estamos convencidos de que toda tentativa de homogeneidade não passa de uma tentativa fascista de dominação, ainda que se oculte por trás de uma linguagem revolucionária, esotérica, religiosa ou similares.

Quando se fala de "unidade", omite-se assinalar que essa "unidade" existe sob a chefia de algo, individual ou coletivo.

No falacioso altar da "unidade" não apenas se sacrificam as diferenças, mas também se esconde a sobrevivência de todos os pequenos mundos de tiranias e injustiças de que padecemos.

Em nossa história, a lição se repete a cada vez. E a cada volta do mundo, sempre sobra para nós o lugar do oprimido, do desprezado, do explorado, do expropriado.

As que chamamos de "quatro rodas do capitalismo" – exploração, expropriação, repressão e desprezo – se repetiram ao longo de toda nossa história, com diferentes nomes lá em cima, porém nós continuamos sempre os mesmos de baixo.

Mas o atual sistema chegou a um estágio de loucura extrema. Seu afã depredador, seu desprezo absoluto pela vida, seu deleite com a morte e a destruição, seu empenho em instalar o *apartheid* para todos os diferentes, isto é, todos os de baixo, está levando a humanidade ao seu desaparecimento como forma de vida no planeta.

Somos capazes, como alguém poderia aconselhar, de esperar pacientemente que os de cima acabem de destruir-se a si mesmos, sem notar que sua insana soberba leva à destruição de tudo.

Em seu afã de estar mais e mais em cima, dinamitam os andares de baixo, as fundações. O edifício, o mundo, terminará colapsando e não haverá a quem culpar como responsável.

Nós pensamos, sim, que algo anda mal, muito mal. Porém que para salvar a humanidade e a maltratada casa em que habita, alguém tem que ir embora, e devem ser os de cima.

E não nos referimos a desterrar os de cima. Falamos de destruir as relações sociais que possibilitam que alguém esteja em cima, sobre as costas de alguém que esteja embaixo.

Os zapatistas e as zapatistas sabemos que esta grande linha que traçamos sobre a geografia do mundo não é nada clássica. Falar dos de "cima" e dos de "baixo" incomoda e irrita. Sim, não é a única coisa que irrita, sabemos, porém agora estamos nos referindo a este incômodo.

Podemos estar equivocados. Seguramente o estamos. Já aparecerão os policiais e os comissários do pensamento para julgar-nos, condenar-nos e executar-nos... Oxalá seja só em seus escritos flamejantes e não escondam sua vocação de verdugos por trás da de juízes.

Mas é assim que os zapatistas e as zapatistas vemos o mundo e seus modos:

Há machismo, patriarcado, misoginia ou como se chame, mas uma coisa é ser mulher de cima e outra completamente é ser mulher de baixo.

Há homofobia sim, mas uma coisa é ser homossexual de cima e outra coisa muito diferente é ser homossexual de baixo.

Há desprezo ao diferente, sim, mas uma coisa é ser diferente em cima, outra é ser embaixo.

Há esquerda como alternativa à direita, porém uma coisa é ser esquerda em cima e algo completamente distinto (e oposto, adicionamos nós) é ser esquerda de baixo.

Ponham sua identidade neste parâmetro que assinalamos e verão do que estamos falando.

A identidade mais enganosa, sempre presente quando o Estado moderno entra em crise, é a de "cidadania".

Não possuem nada em comum, e sim todo o oposto e contrário, o "cidadão" de cima e o "cidadão" de baixo.

As diferenças são perseguidas, encurraladas, ignoradas, desprezadas, reprimidas, expropriadas e exploradas, sim.

Porém nós vemos uma diferença maior que atravessa essas diferenças: o de cima e o de baixo, os que têm e os que não têm.

E vemos que essa grande diferença tem algo substancial: o de cima está em cima do de baixo; o que tem possui porque expropria os que não têm.

Para nós, essa separação entre os de cima e os de baixo determina nossos olhares, nossas palavras, nossos ouvidos, nossos passos, nossas dores e nossas lutas.

Talvez haja outra oportunidade para explicar mais de nosso pensamento sobre isto. Por ora diremos apenas que olhares, palavras, ouvidos e passos dos de cima tendem à conservação desta divisão. Claro que isso não implica em imobilidade. O conservadorismo parece estar muito longe de um sistema que descobre mais e melhores formas de impor as quatro feridas de que o mundo de baixo padece. Porém essas "modernizações" ou "progressos" não têm outro objetivo senão conservar em cima os de cima da única forma possível, isto é, sobre os de baixo.

O olhar, a palavra, o ouvido e os passos de baixo, para nós, são determinados pelo questionamento: *Por que assim? Por que el@s? Por que nós?*

Para impor respostas a essas perguntas, ou para evitar que as façamos, construíram-se gigantescas catedrais de ideias, algumas mais ou menos elaboradas, mas no mais das vezes tão grotescas que não só admira que alguém as tenha elaborado e criado, mas também que se tenham construído universidades e centros de estudos e análises apoiados nelas.

Porém sempre aparece um estraga-prazeres que arruína os sucessivos festejos do apogeu da história.

E ess@ maioria responde a essas perguntas com outra: *Poderia ser de outra forma?*

Essa pergunta talvez possa ser a que detone a rebeldia em sua acepção mais ampla. E pode sê-lo porque há um "não" que lhe deu origem: *não tem por que ser assim.*

Desculpem se esse rodeio confuso os irritou. Atribuam-no a nosso modo ou a nossos usos e costumes.

O que queremos dizer, companheiras, companheiros, companheiroas, é que o que nos convocou na Sexta foi esse "não" rebelde, herege, grosseiro, irreverente, desconfortável, incômodo.

Chegamos aqui porque nossas realidades, nossas histórias, nossas rebeldias nos levaram a este "*não tem por que ser assim*".

Intuitiva ou elaboradamente, respondemos "sim" à pergunta "*poderia ser de outra maneira?*".

Falta responder às perguntas que se atropelam depois desse "sim".

Como é essa outra maneira, esse outro mundo, essa outra sociedade que imaginamos, que queremos, que necessitamos?

O que é preciso fazer?

Com quem?

Temos que buscar as repostas a essas perguntas se não as temos. E se as temos, devemos dá-las a conhecer entre nós.

★

Neste novo passo, porém, no mesmo caminho da *Sexta Declaração da Selva Lacandona*, como zapatistas que somos, tentaremos aplicar algo do que aprendemos nestes sete anos e mudaremos o ritmo e a velocidade do passo, sim, mas também da companhia.

Sabem vocês, um dos muitos e grandes defeitos que temos as zapatistas e os zapatistas é a memória. Lembramos quem esteve quando e onde, quem disse, quem calou, quem desfez, quem escreveu, quem apagou. Lembramos os calendários e as geografias.

Que não nos interpretem mal. Não julgamos ninguém, cada qual constrói como pode seu álibi para o que faz e desfaz. A nécia roda da história dirá se foi um acerto ou um erro.

De nossa parte, vimos, escutamos, de tod@s aprendemos.

Já vimos quem foram os que só se aproximaram para tirar proveito político próprio da *Otra Campaña*,[2] quem vai brincando de uma mobilização à outra, seduzidos pelas massas, e compensando assim sua incapacidade para gerar algo por si mesmo. Um dia são

2 Ver nota 1, p. 27.

contra as eleições, no outro desfraldam suas bandeiras na mobilização da moda; um dia são professores, no outro estudantes; um dia são indigenistas, no outro se aliam a fazendeiros e paramilitares. Clamam por um fogo justiceiro das massas e desaparecem quando chegam os jatos de água dos tanques antimotim.

Não voltaremos a caminhar junto com eles.

Já vimos que são os que aparecem quando há debate, interlocuções, imprensa, atenção e desaparecem na hora do trabalho sem barulho porém necessário, como sabe a maioria dos que aqui escutam ou leem esta carta. Em todo esse tempo, nosso olhar e nosso ouvido não foram para quem estava em cima do palco, mas para os que o ergueram, os que fizeram a comida, varreram, cuidaram, conduziram, distribuíram folhetos, ralaram, como se diz por aí. Também vimos e escutamos quem subiu em cima dos outros.

Não voltaremos a caminhar com eles.

Já vimos quem são os profissionais das assembleias, suas técnicas e táticas para arrebentar reuniões de modo que só eles, e quem os segue, sobrem para aprovar suas propostas. Espalham derrotas por onde passam mediando mesas redondas, ladeando quem está na onda e “pequenos burgueses” que não entendem que o que está na ordem do dia é o futuro da revolução mundial. Os que veem com maus olhos qualquer movimento que não termine numa assembleia conduzida por el@s.

Não voltaremos a caminhar junto com eles.

Já vimos quem são os que se apresentam como lutadores pela liberdade dos presos e presas nos eventos e campanhas, mas que nos pediram para abandonar os presos de Atenco e continuar a trajetória da *Otra Campaña* porque já tinham sua estratégia e seus eventos programados.

Não voltaremos a caminhar junto com eles.

A *Sexta* é uma convocatória zapatista. Convocar não é unir. Não pretendemos unir sob qualquer direção, nem zapatistas nem pessoas de qualquer outra filiação. Não buscamos cooptar, recrutar, suplantar, aparentar, simular, enganar, dirigir, subordinar, usar. O destino é o mesmo, porém a diferença, a heterogeneidade, a autonomia dos modos e caminhar são a riqueza da *Sexta*, sua força. Oferecemos e ofereceremos respeito, e pedimos e pediremos respeito. À *Sexta* adere-se sem outro requisito além do "não" que nos convoca e o compromisso de contruir os "sim" necessários.

(...)

Compas:
Somos a Sexta.
Vai custar-nos muito.
Não serão menores nossas dores ao abrir-nos aos que no mundo sofrem. O caminho será mais tortuoso.
Batalharemos.
Resistiremos.
Lutaremos.
Morreremos, talvez.
Mas uma, dez, cem, mil vezes, *sempre* venceremos sempre.

Pelo Comitê Clandestino Revolucionário Indígena –
Comandância-geral do Exército Zapatista de Libertação Nacional
A Sexta – EZLN

Subcomandante Insurgente Marcos
Chiapas, México, Planeta Terra
Janeiro de 2013

TEXTOS

ANTONIN

MEXICANOS*

ARTAUD

* Publicado em *La Bête Noire* n. 6, em 1º de novembro de 1935 (*Oeuvres Complètes VIII*, pp. 407-414).

O DESPERTAR DO PÁSSARO-TROVÃO

É um fato que a civilização nos desperta. Uma civilização em que o céu se agita enquanto os homens dormem é uma civilização que falhou em seu objetivo.

É por isso que, muito mais que a guerra ítalo-etíope, o que acontece atualmente no México é de interesse vital para a civilização.

O RENASCIMENTO DE UMA RAÇA INSPIRADA

A política indianista do governo mexicano atual não indica apenas um despertar do nacionalismo indígena.

Não é uma política de Estado. É uma política de raça. Não é apenas uma nação que se forma. É uma verdadeira civilização que nasce.

UMA CIVILIZAÇÃO DIRIGIDA

Esse renascimento da civilização é consciente. Se falamos aqui, na Europa, de economia dirigida, pensamos que se pode falar no México de uma civilização dirigida.

É preciso insistir nesse ponto, esse renascimento não é artificial. O México está reagindo contra a Europa. Quer reencontrar sua tradição. O que não quer dizer que ele tenha a superstição do passado.

12 CONTRA 5

Ali a raça conservou-se pura em dois terços, e em um terço foi misturada.

De um lado, estão doze milhões de índios e eles esperam. Do outro, cinco milhões de mestiços espanhóis que possuem a terra e os privilégios, dispõem das riquezas do país. E eles mantêm o comando total. Mas os doze milhões de Índios são terrivelmente fortes.

São pacientes. Eles têm a força do silêncio. Sua paciência é milenar e o silêncio dos índios é um silêncio terrivelmente eloquente. Nós nos dedicaremos a descrever esse silêncio e a dizer tudo que ele pode esconder de consciência e de lucidez. Aproxima-se o dia em que os cinco milhões de mestiços serão derrubados por esse silêncio.

AS REVOLUÇÕES DO MÉXICO

É muito importante sabermos, aqui na França, que essa impressão de instabilidade, de insegurança, de um mundo em perpétua ebulição e que muda, que nos vem do novo México, provém dos cinco milhões de mestiços espanhóis e não dos doze milhões de Índios puros.

No México, como em outros lugares, foi o branco que perverteu a raça.

As revoluções do México são uma revolta contra esse estado de coisas. Enquanto o governo não pertencer à verdadeira raça indígena, o México permanecerá em revolução.

Isso já foi dito, mas o que ainda não foi descrito é o novo estado social sonhado pela verdadeira raça indígena que imporia um espírito novo.

NO PAÍS DO SANGUE QUE FALA

Novamente, o sangue da velha raça maia-tolteca começa a falar por aquelas bandas. Sob a condução de seus pintores, seus poetas, seus intelectuais, que constituem uma elite viva e mesmo virulenta, todo o México se lança em uma maravilhosa viagem através de seu próprio sangue.

Pois o sangue da raça fala, e é seguindo a inspiração do sangue e da raça que os mexicanos procuram refazer sua civilização.

Se, acima dos fatos e da opressão da história, agora é o sangue indígena que fala, nós nos propomos a interrogar esse sangue e a descobrir sua misteriosa linguagem.

VIAGEM SIMBÓLICA ATRAVÉS DO SANGUE INDÍGENA

Procuramos por todo o país os vestígios ainda vivos da antiga civilização maia. Em todos os lugares onde o progresso moderno não penetrou definitivamente será o próprio sangue indígena que nós interrogaremos.

PERSISTÊNCIA DA ANTIGA MAGIA

E acreditamos que esse sangue puro é mágico e queremos dizer que acreditamos que é mágico.

O PAGANISMO MEXICANO

Iremos discorrer abundantemente sobre o paganismo mexicano. Descreveremos a dança da água, do fogo, do milho e das serpentes. Diremos que os mexicanos têm a ideia de um sol negro que está no centro da terra. E as serpentes que rastejam sobre a terra participam do espírito da terra. São os súditos desse sol negro.

UMA DESCIDA DE DEUSES

Faremos descer os deuses. Vamos descrevê-los em suas atitudes familiares. Diremos como os mexicanos agem para fazer os deuses aparecerem.

Descreveremos as entradas dos deuses metade vermelhos, metade negros, com pés e mãos de plumas azuis, e mostraremos, no meio das danças, o vermelho do fogo que por movimentos concêntricos ganha pouco a pouco o negro da noite até eliminá-lo completamente.

Em seguida, os pés de plumas ganham as partes altas do ar em uma espécie de teatro com palcos superpostos. E foi assim, ao longo do tempo e com paciência, que o mito foi totalmente figurado.

O TOTEMISMO DOS MEXICANOS

Ou se conhece ou não se conhece esse procedimento mágico que consiste em ligar o destino de um indivíduo, de um clã, de um país ou de uma seita à vida de um bicho, à duração de uma espécie animal.

Vamos pesquisar no México a persistência do totemismo, insistindo no ponto que o México é o único país do mundo onde essa identificação se fez com força. Que daí saiu um sistema de vida e de cultura e que seus reis, seus magos, seus mestres, seus padres, transformados em pássaros ou serpentes, figuram no primeiro plano de seus ritos, de seus mitos, e por consequência de sua magia. O totemismo não é apenas confessado, exposto à luz do dia, mas até o momento da conquista constituiu a base da civilização mexicana, adquirindo o valor de uma crença, de um tipo de instituição de Estado.

Por essa identificação, por esse simbolismo que não é imaginário, mas real, os mexicanos confessam e proclamam as forças vivas, o sangue violento, o fluido ativo e magnético que tiraram e ainda podem tirar de suas trocas com os animais.

Ora, essa crença, para ser eficaz, precisa ser coletiva: é preciso que multidões inteiras a passem de mão em mão.

Os mexicanos modernos ainda podem fazer nascer um totemismo coletivo?

UMA FONTE DE INSPIRAÇÃO PRIMORDIAL

De toda forma, parece cada vez mais certo que a terra e o ar do México possuem fontes de inspiração primordiais.

As antigas teogonias o provam com suas imagens exaltadas, furiosas, as metáforas excessivas de seus poemas em que emigram animais.

O ar que esfola os corpos e faz saltar seus órgãos para fora, retorce as imagens dos grandes poemas mexicanos.

O SEGREDO DO SANGUE INDÍGENA

Há o sangue que fala e o que é derramado. E os dois, na realidade, são um só. O sangue fala em imagens torturadas, e que por sua vez tornaram-se torturantes.

Ele fala nos sacrifícios humanos.

Ele indica a presença de uma força escondida, mas que se move quando a chamamos, e tudo prova que os antigos maias sabiam chamá-la.

OS MEXICANOS E A GUERRA

Já que estamos falando de sangue, seria oportuno falar de guerra, e ainda desconhecemos como os sacrifícios humanos no México eram um meio de exorcizar a guerra, de espantar o sangue com sangue.

A MAGIA E O TEATRO

Diante das devastações do espírito científico moderno, e da impossibilidade de fazer renascer inteiramente e de uma só vez a velha civilização do pássaro que voa em um intenso desejo de espaço e de liberação, perguntaremos aos pintores, aos poetas, aos intelectuais de todos os tipos, se não acreditam que o teatro, que utiliza o símbolo e permite todas as alegorias, não é o último meio religioso e sagrado que nos resta para fazer renascer a corrente mágica nas multidões, e assim favorecer essa emissão poética e fluídica das forças contidas nas metáforas, nos gestos, nos signos e nas alegorias.

OS HIERÓGLIFOS MEXICANOS

Uma ideia importante e que pode renascer é a do desprezo pela arte.

Nas imagens esculpidas ou pintadas dos mexicanos, a arte não existe. O gozo diante da beleza não existe. As formas, as linhas, não são belas. Elas são úteis, elas servem. Mas não servem nem para comer, nem para beber, nem para facilitar as comodidades materiais da vida. Elas servem para captar forças, ou para tornar possível captar as forças. Não estão separadas da magia.

Elas têm um conteúdo de vida que, por sua vez, possibilita uma ciência. Os hieróglifos mexicanos são ao mesmo tempo uma arte e uma linguagem e devem ser entendidos a partir de múltiplos sentidos.

O MÉXICO E A JUSTIÇA

Todas as civilizações teogônicas tinham uma ideia antissocial da justiça.

E se não existia roubo no México, não era apenas por conta das leis sociais que garantiam comida para todos.

Tentaremos explicar um estado social em que o indivíduo é perpetuamente sacrificado em prol da massa, se acomoda e até mesmo se satisfaz.

Há entre os mexicanos um heroísmo latente oriundo do desprezo pela personalidade humana.

Toda uma ordem social decorre daí, especialmente no que diz respeito à guerra, à propriedade, ao amor.

O antigo México não conhecia o amor individual, que é uma ideia europeia e cristã.

É muito importante saber o que a nova civilização, se vier a nascer, se proporá a fazer do amor.

A MÚSICA DO INVISÍVEL

Investigamos o que restou de uma antiga música em quartos de tom e que possuía até sessenta mil notas.

Descreveremos instrumentos tais como aqueles em que o grito repercutia nas alturas e que cobriam o som do mar.

UMA VIDA METAFÍSICA

Mas nos propomos a ir ainda mais longe.

Investigaremos em que medida a civilização que nasce pretende tomar consciência do espírito metafísico que está por trás dos mitos e das formas dos deuses antigos, e como ela atualmente pensa em lhe dar formas vivas.

Se o sangue indígena significa alguma coisa é pelo seu poder de fazer renascer e de captar esse espírito metafísico. Não ressuscitar uma realidade dessa ordem é colocar os deuses do antigo panteão do México e o próprio culto do sol no mesmo nível de um verdadeiro carnaval.

Os sóis que giram como vastas rodas dentadas, o deus Serpente com seus meandros, suas abstratas circunvoluções, o Deus do fogo, os múltiplos deuses das Águas, o deus Trovão, a Serpente-Mulher, o Pássaro-Trovão, o velho deus responsável por essa criação, toda essa imagética que ruge, que desliza e escorre com a força de um dilúvio primitivo, tudo aquilo que para nós é uma imagética mais ou menos sagrada ou ritual, tudo isso, na verdade, desliza, troveja, rola e escorre. Pois os mexicanos não conheciam a criação desligada, ou seja, a imagem que é contemplada e que se desliga do espírito, como se de um lado estivesse a imagem e de outro, a vida. Tudo que é espírito é sangue, quer dizer, operação viva. O que é pensamento é criação, o ato e o pensamento comunicam, e diríamos até que é o ato que forma o pensamento. De fato, do espírito e da matéria, os mexicanos só conhecem o concreto. E o concreto nunca se cansa de operar, de tirar do nada alguma coisa.

O MÉXICO E A LOUCURA

Para os mexicanos o louco é aquele que reencontrou o divino e que volta à natureza, aquele cujo inconsciente reencontrou o movimento da natureza. Para eles, o louco habita a verdade, e a verdade, como a morte, não os assusta.

Mostraremos, por fim, como a antiga civilização do México sabia domar as catástrofes celestes e reconhecer na loucura e nos crimes terrestres a fala de um misterioso desconhecido.

Aí está o segredo em relação ao totemismo, à astrologia, ao sangue derramado em pureza e de maneira desligada e ritual para poupar um derramamento maior – o segredo a partir do qual pode renascer o Pássaro-Trovão em um alarido de vulcões.

O MÉXICO E A CIVILIZAÇÃO*

* Manuscrito inacabado, parte dos documentos reencontrados por Serge Berna e publicados em *Vie et Mort de Satan le Feu* seguido de *Textes Mexicains pour um Nouveau Mythe* (éditions Arcanes, 1953). Esse texto será retomado em *Os Tarahumaras*, (Éditions l'Arbalète, Marc Barbezat, Décines, Isère, 1995). Trata-se, sem dúvida, de um primeiro projeto de conferência redigido em Paris em 1935, antes de partir ao México (OC VIII, pp. 127-132). [N.T.]

Talvez seja uma ideia barroca para um europeu, ir procurar no México as bases vivas de uma cultura cujas noções parecem aqui reduzidas a pó. Confesso, porém, que essa ideia me obceca. Há, no México, ligada ao solo, perdida nas carradas de lava vulcânica, vibrante no sangue indígena, a realidade mágica de uma cultura que precisará de pouco para tornar a acender materialmente as chamas. E não é por acaso que, falando de México, fui levado a falar de fogo, a ideia de fogo alimenta na base e desde sempre toda a realidade mexicana. O fogo, imagem de civilização, permaneceu no México através dos tempos como mais que uma imagem. Foi incorporado ativamente aos Mitos pelos quais a civilização do México manifesta sua vivacidade.

A terra
a água
o céu,
o fogo,
refaço um tipo de hierarquia inversa,

retomo a lista dos elementos em uma ordem de valor oposta à que nos deu Heráclito;

o fogo,
o céu,
a água,
a terra,
tomo a lista de elementos conforme a hierarquia de Heráclito;

libero essa filosofia em ação, reconstituo essas quatro imagens míticas, e todo o México, a nu, se mantém entre essas quatro imagens.

Não como encontramos em outros lugares. Certamente não refaço uma alquimia elementar. Mas, da mesma forma que toda a matéria existente em algum momento passa por esses quatro pontos, da mesma forma que a física moderna reencontrou as energias e os princípios que se dizem, em linguagem clara, os símbolos da antiga alquimia,

e ao mercúrio corresponde o movimento,
ao enxofre, a energia
ao sal, a massa estável,
também no México, a atividade de princípios manifesta em imagens suas potências perpetuamente renovadas.

Se uma cultura existe, ela é viva e queima os organismos, pois não há cultura sem fogueira. Diante do que ainda restou disso, a terra e o ar do México parecem deter o meio de renovar para sempre as fogueiras vivas de cultura. E é por aí que a antiga civilização maia tolteca ainda pode nos interessar.

Uma irrigação constante dos nervos corre sob o México da conquista, faz ferver o sangue da velha raça indígena, enterrada e recoberta, sim, mas não extenuada pelo tempo.

E aí onde o progresso material, onde as conquistas, com uma perfeição completamente exterior, nas quais, nem nosso corpo, nem nosso coração de homem conseguem participar, aí onde tudo que se apoia, se *afina* sobre comodidades, *na exclusão de todo o progresso interior*, podemos dizer que a verdadeira cultura parou de se desenvolver.

À medida que nossos progressos se desenvolvem, que nossos empreendimentos sobre a natureza nos trazem desertos que podemos medir, diremos que o céu nos escapa e essa expressão não é uma imagem sem consequências para a realidade.

Não sabemos nada da civilização mexicana. Bela ocasião, sem dúvida, para sonhar hipoteticamente.

Lawrence[1] teve sua ideia, nada nos impede de avançar na nossa, de lançar essa ideia de uma cultura de massa que lancina os indivíduos. Uma cultura que é uma vasta e tenaz impregnação. Pois o perigo dos mitos, por maiores que sejam, por mais tenazes, é que se apagam.

1 D.H. Lawrence que teve seu livro sobre o México traduzido para o francês em 1935, com o título *Matinées mexicaines*. Vale lembrar que o primeiro livro publicado por Anaïs Nin em 1932 trata do romancista inglês: *D.H Lawrence: une étude professionelle* (Rivages, 2003). [N.T.]

E os mitos do México, por pouco que os olhemos, acendem em nós, em cada um de nós, uma ideia de massa, uma voraz necessidade de voo.

Uma civilização em que apenas participam da cultura as pessoas que chamamos de cultas, e que possuem da cultura uma ideia supostamente reservada, mas que qualquer um pode alterar por pouco que se inicie nos livros, é uma civilização que rompeu com suas fontes primitivas de inspiração. Pois ela reconhece uma dualidade da cultura, um dualismo na realidade. Uma civilização para a qual de um lado está o corpo e de outro o espírito arrisca a ver em breve se desligarem os laços que uniam essas duas realidades dessemelhantes.

Faz tempo que na Europa já não existem mitos em que as coletividades possam acreditar. Estamos todos à espreita de um mito válido e coletivo.

Acredito que o México tal qual ele renasce pode(rá) nos reensinar a vivificar esses mitos.

Mas, ao contrário do que acontece na França, lá não houve tempo de ver morrer esses velhos mitos.

A conquista espanhola destruiu do dia para a noite os mitos cujas forças não paravam de crescer. Apagou os deuses que os subsolos ainda alimentavam, e os apagou no minuto em que se preparavam para se transformarem. A aparência bárbara e não evoluída dos deuses do antigo panteão do México é a aparência do deus que ainda não teve o tempo de se humanizar. Ora, os deuses de uma cultura atingida, falo da cultura maia tolteca, que retornou de alguma forma ao solo, que o subsolo do México absorveu do dia para a noite, esses deuses que poderiam outra vez sair, pois a nova cultura asteca não os elaborou suficientemente (e se isso parece um capricho, um absurdo, fantasista, imaginário e irracional, não nos esqueçamos que tomei o cuidado de falar no início desse sonho que eu sonhava). Quero crer que eles se preparam para renascer, mas com uma vida ainda mais voraz e concentrada.

Ora, esses deuses-ligações da terra, que a água e o fogo conciliaram, esses deuses-emanações dos fogos da terra e da água e do céu, a água emplumada do céu, da qual a chuva desembaraça a plumagem, esses deuses iridescências da vida, terremoto da água da vida curvada pelo vento do céu, que atua nos quatro cantos ressonantes da atmosfera, nos quatro nós magnetizantes do céu (e sei que para um sábio indianista tudo isso não passa de lero-lero e poesia, mas para um sábio a poesia, seja qual for, é apenas lero-lero, e é isso inclusive que separa todo verdadeiro sábio da vida), esses deuses são a vibração não extinta, que fala ao ouvido da alma, ao coração do espírito.

Esses deuses são um meio de vida, uma comprovação não asfixiada da vida. Em uma civilização que perdeu seus deuses e que já não aprecia nada além de suas comodidades materiais, seus deuses perderam todo o contato com o real. Ora, os deuses ligados ao real nunca são despossuídos de sua potência, ou é a vida que perecerá com eles. Se os deuses passam ao estado de efígies, é que seu simbolismo era transitório e ilusório, os deuses que significam o que é criado, que são manifestações espasmódicas do ser e um dos aspectos dos espasmos desse ser, não podem jamais ser despossuídos, seja por força humana ou inumana.

O que queremos dizer é que os deuses do México nunca perderam contato com a força, pois eram e são eles mesmos forças naturais em atividade – é isso que nos dá esperança na civilização do México. Ela é uma imagem do mundo, a revelação de um sistema de forças. Ela conheceu o equilíbrio de dois mundos (e suas relações até o mais íntimo, o mais escondido).

O macrocosmo e o microcosmo, cuja tenaz realidade Paracelso,[2] que aqui está de volta à moda, foi o primeiro a formular claramente.

Ora, a civilização do México vive sobre um pesadelo de órgãos.

2 Dr. René Allendy interessava-se por Paracelso. Seu livro *Paracelso, o médico maldito* foi publicado pela Gallimard em 1937. [N.T.]

É uma ideia petrificante, fértil em obsessões de todos os tipos. Fértil e difícil, talvez, mas próxima de toda sensibilidade. Fora dessa queimação orgânica não parece que alguma individualidade mexicana possa algum dia se evadir ou se revelar. Queremos dizer que, para a raça maia cujo sangue recomeça a falar, os meios de sair de seu sonho, ou de entrar novamente em um sonho, com uma fecundidade inesgotável, são da natureza de uma força mítica na qual a mordida nunca se esgota. Nem as imagens de seus poemas trovejantes que fazem aflorar o interior de seus órgãos e devolvem a sensibilidade como uma luva, nem os hieróglifos de seus deuses sempre armados, sempre trovejantes, esgotaram suas empreitadas nervosas: é o mesmo sangue que continua a falar. Enquanto isso, nós procuramos em vão entre nós algum poema em que o sangue fale, alguma imagem, alguma estátua em que uma alegoria violenta se expresse. Nosso mundo perdeu demais a magia. Se a magia é uma comunicação constante do interior ao exterior, do ato ao pensamento, da coisa à palavra, da matéria ao espírito, podemos dizer que há muito tempo perdemos esse tipo de inspiração fulminante, de iluminação nervosa, e que precisamos tornar a mergulhar vocês nas fontes ainda vivas e não alteradas. É muito bom distribuir terras e que as riquezas possam então circular, mas sabemos que, no México, ao mesmo tempo que os indígenas reencontram as terras das quais sua raça havia sido despossuída, uma escola ativa procura seus deuses, e pode ser inclusive que ela os encontre sob a terra. Queremos dizer que será pelas forças negras que a nova civilização do México poderá recomeçar.

Gostaríamos antes de terminar de fazer um quadro da civilização do México da forma como ela poderia se reconstituir.

Apesar de sermos muito pouco, na Europa a civilização se busca, e se é certo que não há rastro no converter-se civilização europeia, no entanto devemos ajudar por tentativas [a] descobrir por lá seu ideal de vida, e aqui todo o papel, voltar a revisar carta Massignon.

A ETERNA TRAIÇÃO

DOS BRANCOS*

* Durante sua estadia de uma semana em Havana, Artaud enviou vários artigos aos jornais cubanos. Esse texto, o único a ser encontrado, foi publicado na revista *Carteles*, em 1º de novembro de 1936. Ele foi retranscrito do espanhol por Marie Dézon e Phillipe Sollers (OC VIII, pp. 133-136). [N.T.]

Cansados de ser deuses, periodicamente os homens se relembram que são homens e começam a exaltar essa condição de homem como se ela fosse superior à dos deuses.

Não sei se já se observou que, desde sempre, no instante em que os homens se reconhecem somente como tais e nada mais, a civilização por sua vez desmorona, como se para a vida do mundo fosse necessário, para que possa manter-se na altura suprema de seu destino, sustentar a imaginação exacerbada dos homens.

As crises do humanismo, com um notável paralelismo, correspondem sempre às crises da civilização. A coincidência, é preciso que se diga, é estranha. Quando o estado da civilização já é de desespero, quando a ideia de cultura está em vias de total regressão, os homens então se metem a falar de humanismo, como se o homem tivesse o poder de escapar à Natureza, como se a anarquia dominante não fosse causada antes de tudo por essa ideia estreita e degradante do homem, que através dos séculos não parou de se camuflar sob os termos do humanismo: do humanismo do Renascimento ao humanismo materialista de hoje.

Humanismo desde sempre significou que o homem reduziu a Natureza a seu próprio tamanho, que ele fazia do padrão "homem" uma espécie de medida comum, tanto física quanto moral, à qual todas as coisas do mundo deveriam, periodicamente, fazer referência.

E esse momento é sempre aquele em que se propaga o culto de uma faculdade especificamente humana: a razão, e onde o duplo ponto de vista da moral e da psicologia humana estende sua crueldade em todas as direções.

É desconcertante perceber que fora do homem a moral não existe e o ponto de vista materialista que procura fazer da razão humana um tipo de padrão universal consegue apenas o assujeitamento, o assujeitamento do homem diante da Natureza, pois o homem se faz escravo de sua própria moral e prisioneiro dos tabus que ele mesmo criou.

Por sua vez, essa concepção moral da natureza e da vida – segundo a qual o homem sente sua própria vida como distinta da Natureza – corresponde a uma ideia dualista das coisas. E vimos sempre o humanismo nascer nas épocas que separam o espírito da matéria e a consciência da vida.

Tal concepção é europeia. O mundo branco, desde sempre, através dos séculos, fez dessa particularização uma especialidade.

As guerras de religião na Europa se fizeram desde sempre para lutar contra a eterna unidade do espírito. A guerra dos albigenses se travou contra os defensores da vida unitária, enquanto nas guerras religiosas da Índia foram os defensores da dualidade da vida e da preexistência da matéria que invariavelmente terminaram derrotados.

Através das eras, o mundo hindu manifestou uma inerradicável crença em sua ideia monista do homem, da Natureza, do espírito e da vida.

E o budismo heresiarca foi extirpado da Índia pelos brâmanes ao longo de guerras que duraram duas ou três centenas de anos.

Buda, o grande Buda foi um traidor. Ele é considerado como traidor na Índia e os brâmanes não se cansam de proclamá-lo como tal.

Não começou no Renascimento do século XVI a criancice pouco invejável dessa diminuição do homem e essa ideia anárquica da vida. Também houve na Grécia, no século IV antes de Jesus Cristo, uma escola de filósofos céticos que mediam a vida a partir do homem e qualificavam de histórias da carochinha os mitos divinos sobre os quais a autêntica civilização da Grécia tinha se edificado, esses mitos em que a vida subterrânea e mágica tinha feito fermentar o drama de Ésquilo.

De Ésquilo a Eurípides o mundo grego traça uma curva descendente. Conta-se na escola que o homem, graças a Eurípides, pôde fazer para si uma ideia mais justa e racional da Natureza. A verdade é que Eurípides destruiu a consciência da Natureza com sua concepção mesquinha e humanizada da vida. Os ignorantes falam da cultura eterna da Grécia, e é no mesmo plano que situam Ésquilo, Sófocles e Eurípides, sem ver o mundo que os separa e sem ver que esses três nomes representam as três etapas de uma curva funesta conduzindo de século em século o homem *a renunciar a seus poderes.*

O termo "humanismo" na realidade não significa nada além de uma *abdicação* do homem. Pelos mitos divinos, o homem é igual à Natureza que ele compreende sinteticamente. Mas, quando nasce o espírito analítico, o homem imagina penetrar a Natureza e dissecar seus segredos, exatamente como um cirurgião disseca um músculo ou separa os órgãos do corpo, e nesse mesmo instante, assim como um cirurgião perde a escuta do corpo, o homem perde o contato com a Natureza, pois é unicamente pelo instinto que podemos penetrar na alma da Natureza. Podemos dizer o que quisermos sobre o conhecimento instintivo, contudo foi ele que tornou possíveis todas as grandes invenções humanas. Foi a *imaginação sem limites* do homem que desde sempre nutriu as civilizações. A cada vez que reaparece o espírito racional, essa reaparição indica que um mundo vai morrer. Ora, no espírito da raça branca há uma tara que periodicamente o pressiona a negar que a compreensão do mundo não pode ser limitada e agrupada em um saber que talvez seja claro, porém inútil, pois se apoia apenas em objetos mortos, membros dispersos e inanimados da Natureza.

A luta, hoje em dia, está localizada entre o saber ocidental, preciso e morto, e o saber confuso, mas vivo em uma eterna existência do monismo oriental.

P.S.: Não devemos confundir a alta metafísica do Oriente, da forma como nos foi transmitida desde o século VIII d.C., pelas versões escritas dos Vedas (metafísica que une o espírito e a matéria em um todo indestrutível, refletindo-se por sua vez, em partes, no mundo do *samsara* ou domínio da ilusão universal), não devemos, repito, confundir essa alta metafísica monista com a falsificação que dela nos oferece o teosofismo inglês de H.P. Blavatsky e Annie Besant. A escola teosófica é inglesa e representa o esforço feito pelo Intelligence Service para *meter o nariz* nas doutrinas do Oriente.

Tradução Mariana Patrício

O QUE ARTAUD VEIO FAZER NO MÉXICO?*

ENRIQUE FLORES

* Este ensaio foi originalmente publicado na *Revista de la Universidad de México* (XIV, 2005, pp. 34-40).

Foi num domingo de manhã que o velho chefe índio me abriu a consciência com um golpe de faca entre o baço e o coração.

Antonin Artaud,
"El rito del peyote entre los tarahumaras"

Artaud chegou ao México em 7 de fevereiro de 1936. Nos dias 26, 27 e 29 desse mês proferiu três conferências na Escuela Nacional Preparatoria, nas quais esboçava uma pergunta que iria reiterar em escritos ulteriores, e à qual fazia alusão o título de um artigo publicado em julho do mesmo ano no periódico *El Nacional*: "Lo que vine a hacer a México".[1] O que Artaud veio fazer no México? A primeira resposta a essa pergunta surgia, ainda, do "mistério" do surrealismo – uma "revolta" que, segundo Artaud, havia mergulhado no inconsciente e gerado uma "mística oculta", um "ocultismo de uma nova espécie" (*Messages*: 11). Rejeição e violência eram os dois polos significativos que definiam um "estado orgânico", um "inconsciente físico" – uma espécie de "exsudação" corporal, uma "intoxicação do espírito" (*Messages*: 13-14). Mas a "revolução" de Artaud não era a do surrealismo, que "se transformara, ele também, num partido" (*Messages*: 17): a dele queria sondar a geografia interior, a "cultura profunda" de onde brota a "imaterialidade da vida" (*Messages*: 21). E "há lugares predestinados", afirmava Artaud, "para fazer surgir

1 O texto original francês dessas conferências foi enviado por Artaud a Jean Paulhan e se conserva, portanto, em cópias datilografadas. Em 21 de maio de 1936, Artaud anunciava a Paulhan a intenção de um editor mexicano de publicar, num volume intitulado *Mensajes revolucionarios*, todos os seus textos relativos à "cultura autóctone do México", mas foi somente em 1962 que o poeta Luis Cardoza y Aragón os publicou num volume intitulado *México*. Cito e traduzo a partir da edição francesa, sob o referente: *Messages*. [N.T.: *Mensagens revolucionárias* será publicado em português pela n-1 edições].

as fontes da vida", como o Tibete e o México, ainda que a "antiga cultura do México" não valha somente para os "cadáveres": nela, os "sentidos interiores" rompem sua barreira (*Messages*: 21-22). "Faz ressuscitados":

> Toda verdadeira cultura se apoia na raça e no sangue. O sangue índio do México guarda um antigo segredo de raça, e antes que a raça se perca, penso que é preciso reivindicar-lhe a força desse antigo segredo [...]. Vim para a terra do México em busca das bases de uma cultura mágica que ainda pode surgir das forças do solo índio.[2]

Há quatro palavras que chamam a atenção nesta citação: *raça*, *sangue*, *magia* e *segredo*. Todas elas provêm de um universo de leituras esotéricas ou herméticas.[3] Mas a palavra *sangue* tem uma conotação especial – violenta – que alude ao sacrifício humano. E Artaud vem ao México justamente para reivindicar a "força" desse "antigo segredo" de *raça* e de *sangue*, depositado nas "forças do solo índio" que surgem com o *sacrifício*.

A segunda conferência de Artaud oferece – desde o título: "El hombre contra el destino"– múltiplos pontos de contato com *La*

2 Cf. "Surréalisme et révolution", primeira conferência de Artaud no México (*Messages*: 9-22). A tradução castelhana original pode ser encontrada na edição de Schneider das obras mexicanas de Artaud: *México y Viaje al país de los tarahumaras* (101-112). Uma resenha desse texto apareceu em *El Universal* no dia 28 de fevereiro, com alusões "aos gestos, às atitudes e à entonação do conferencista" (*Messages*: 181-182).

3 Cf. minha análise da antroposofia esotérica e sacrificial que configura a "Atlântida tarahumara" de Artaud. Monique Borie fez um estudo amplo e sistemático sobre o "retorno às origens" e a "unidade dos esoterismos" em Antonin Artaud. Cf. especialmente o capítulo "Mexique et culture synthétique" (174-188).

Conquête du Mexique.[4] Contra a "idolatria" e a "mística" europeias, representadas pelo materialismo histórico e suas *alucinações* do espírito (*Messages*: 25-26), Artaud apela para a suposta idolatria dos pagãos, que "acreditavam em seus sonhos", "no valor de significação de seus sonhos" – e não "nas formas sonhadas":

> Por trás de seus sonhos e gradualmente, os antigos pressentiam forças e submergiam em meio a essas forças. Tinham um sentimento fulgurante da presença dessas forças, e buscavam em seu organismo inteiro, se preciso através de uma verdadeira vertigem, o modo de permanecer em contato com a fuga dessas forças (*Messages*: 29).

Só "a poesia dos poetas" – "essa força mágica interna" – oferece um caminho para a vida e permite atuar sobre a vida, constituindo uma "poética do pensamento" (*Messages*: 32). E é no espaço teatral que essas *forças* a que Artaud alude repetidamente irão encarnar os acontecimentos: daí o surgimento de expressões que remetem a seus textos sobre o teatro e a *La Conquête du Mexique*: "gritos", "vibração" e "harmônica das paixões"; "grito da enfermidade", "estertor", "epidemia", "grito do pestilento"; "ruídos", "tremores de terra", "harmonias de ruído" e "ruído do acontecimento"; "ritmo dos estertores", "tremor das epidemias", "ruído de plantas e enfermidades"; "modulações do soluço" (*Messages*: 32-33). "Toda a tortura humana despedaçada pelo destino" se expressa por meio dessas sonoridades que ajudam a "reencontrar o movimento da história" e a "remontar o curso do destino":

4 Cf. "L'Homme contre le destin" (*Messages*: 23-35). A tradução castelhana pode ser encontrada novamente na edição de Schneider (113-122). A conferência foi resenhada em *El Universal* em 29 de fevereiro e reproduzida em quatro partes em *El Nacional*, entre 23 de abril e 17 de maio (*Messages*: 182).

> Os jogos antigos se baseavam nesse conhecimento que, pela ação, doma o destino. O teatro antigo era, em sua totalidade, uma guerra contra o destino. Porém, para domar o destino, é preciso conhecer a natureza completa, e no homem a consciência completa, em conformidade com o ritmo dos acontecimentos (*Messages*: 33).

Voltamos, assim, à pergunta de Artaud acerca de sua vinda ao México, que tem a ver com a ideia de uma "cultura unitária" na qual todas as manifestações da natureza vibram no *ritmo* do pensamento (*Messages*: 34). Porque, segundo Artaud, é ignorante quem pretende que há várias culturas no México – maia, tolteca, asteca, chichimeca, zapoteca, totonaca, tarasca, otomí –, assim como aquele que diferencia o esoterismo muçulmano do bramânico, o do *Gênese* oculto e o do *Zohar*, e aqui no México, o *Chilam Balam* do *Popol Vuh*.

> Quem não vê que todos esses esoterismos são os mesmos, e que, em espírito, todos querem dizer a mesma coisa? Indicam uma mesma ideia geométrica, numeral, orgânica, harmoniosa, oculta, que reconcilia o homem com a natureza e com a vida. Os signos desses esoterismos são idênticos. Possuem analogias profundas entre suas palavras, seus gestos e seus gritos (*Messages*: 34).

Há, no entanto, uma diferença apontada por Artaud que não rompe, realmente, com esse esoterismo universal, mas que ajuda a explicar sua vinda ao México. Refiro-me, extrapolando a ideia de uma "cultura unitária" que justifica teoricamente sua viagem, a uma prática como a do teatro ou dos "jogos antigos" – e que tem por finalidade absoluta "domar o destino". É a "ação" do *sacrifício*. Aliás, como escreve Artaud, "de todos os esoterismos que existem, o esoterismo mexicano é o último que se apoia no *sangue*" (*Messages*: 34; grifo meu).

"El teatro y los dioses", a última das três conferências proferidas por Artaud, tem uma proximidade ainda maior com *La Conquête du Mexique*.[5] Ali Artaud reivindica a ideia de uma "cultura orgânica", de "uma cultura baseada no espírito em relação com os órgãos" (*Messages*: 42). E uma tal ideia de cultura significa, forçosamente, falar de uma "cultura no espaço": a "cultura de um espírito que não para de respirar e de se sentir vivo no espaço, e que chama a si os corpos do espaço como objetos próprios de seu pensamento, mas que, como espírito, situa-se *no meio* do espaço, ou seja, em seu ponto morto" (*Messages*: 42; grifo do autor). "A cultura é inseparável da vida", acrescenta Artaud, mas o "renascimento da vida" é inseparável da destruição, da morte, do *sacrifício*:

> A cultura é um movimento do espírito que vai do vazio às formas e das formas volta a entrar no vazio, no vazio assim como na morte. Ser cultivado é queimar formas, queimar formas para ganhar a vida. É aprender a se manter de pé no movimento incessante de formas que se destroem sucessivamente (*Messages*: 43).

"Os antigos mexicanos", diz Artaud, "não conheciam outra atitude que não fosse esse ir e vir da morte para a vida" (*Messages*: 43). E o teatro é o lugar privilegiado de ação dessas forças: o lugar do *sacrifício*. O teatro é "uma arte do espaço" e, "crescendo pelos quatro pontos do espaço, arrisca-se a tocar a vida", "o pulsar da vida" (*Messages*:

5 Cf. "Le Théâtre et les dieux" (*Messages*: 36-47). Uma parte dessa conferência foi publicada em *El Nacional* em 24 de maio de 1936, numa tradução assinada por José Ferrel que aparece na edição de Schneider (123-132). A nota que a acompanha começa: "Chegou ao México, vindo não se sabe de onde..." (*Messages*: 183).

44). É como a cruz de seis braços, cuja "oculta geometria", segundo Artaud, vem de uma "ideia mágica", e se projeta nos códices mexicanos como espaço ritual e teatral de *outra* escritura, ou que nega a escritura e afirma uma escritura alternativa, aberta à "respiração" das formas e ao vazio – uma escritura invisível e cruel que sempre invoca a cerimônia do *sacrifício*:

> Para fazer a cruz, o antigo mexicano se põe no centro de uma espécie de vazio, e a cruz cresce ao seu redor.
>
> Não é uma cruz para cifrar o espaço, como pensam os sábios de hoje em dia; é uma cruz para revelar como a vida entra no espaço, como reencontrar, a partir de fora, no espaço, o fundo da vida.
>
> Sempre o vazio, sempre o ponto, em torno do qual se espessa a matéria.
>
> A cruz do México indica o renascimento da vida.
>
> Observei demoradamente os deuses do México nos códices, e pareceu-me que esses deuses eram, sobretudo, deuses no espaço, e que a mitologia dos códices ocultava uma ciência do espaço com seus deuses como buracos de sombras, e suas sombras onde ressoa a vida (*Messages*: 44-45).[6]

"Esses deuses", afirma Artaud, "estão na vida como num teatro" (*Messages*: 45). E são as expressões do *teatro da crueldade* e *La Conquête du Mexique* que aparecem na última conferência de Artaud, como quando ele fala do "espírito índio que sabe fazer vibrar a força dos deuses"; ou quando fala de "músicas de forças", de uma "distribuição musical de forças" que convoca a "potência dos deuses"; ou

6 Sobre a cruz mexicana e o espaço, cf. "Symboles et médiations dans l'espace mexicain" (Borie, pp. 189-206).

quando fala do "espaço vibrante de imagens", ou dos "deuses que saem em nossa direção por um grito ou um rosto", ou do "grito", que faz pesar as imagens "no espaço em que a vida amadurece" (*Messages*: 45). É como se essas conferências ocultassem um substrato invisível, que se manifestou intensamente nas cartas de *La Conquête du Mexique* e que parece ter se desvanecido, embora continue pulsando na *visão* artaudiana do México e de sua "cultura orgânica" e oculta.

Mas há algo mais, algo que se manifesta em *La Conquête du Mexique* e que, ao mesmo tempo, a supera. "Os deuses do México", afirma Artaud, "mostram como o homem poderia sair de si": "têm linhas abertas, indicam tudo o que saiu, mas oferecem, ao mesmo tempo, a maneira de entrar em algo" (*Messages*: 47). Foi para isso que Artaud veio ao México. Pois, como ele conclui: "a mitologia do México é uma mitologia aberta" – "é o único lugar da terra que nos propõe uma vida oculta, *e a propõe na superfície da vida*" (*Messages*: 47).

Entre os meses de maio e agosto de 1936, Artaud publica uma série de artigos em *El Nacional*, com a ideia de obter fundos para prolongar sua estada no país.[7] Um deles, publicado em 19 de maio, de cunho totalmente diverso dos outros – a ponto de apresentar-se como uma autêntica declaração ou manifesto político –, é a "Carta abierta a los gobernadores de los estados".[8] Artaud começa falando da "missão" como representante da Secretaria de Educação Nacional da França"

7 Os artigos foram reunidos por Luis Cardoza y Aragón no volume *México*, de 1962. Schneider os reúne em sua edição. Os textos franceses originais não foram conservados e sabe-se que as traduções eram feitas em cima da hora, em volta de uma mesa de café, às vezes usando um guardanapo para escrever. Daí que os tradutores – José Ferrel, José Gorostiza, Xavier Villaurrutia, Bernardo Ortiz de Montellano, Luis Cardoza y Aragón –, em alguns casos comprováveis se afastem completamente do sentido original (*Messages*: 184-185).

8 A carta foi publicada em *El Nacional* e foi reeditada na *Revista de la Universidad*, em fevereiro de 1968. Não está incluída, portanto, na edição de Cardoza y Aragón. Cito a edição de Schneider, sob o referente: *México*.

(*México*: 133). Estrategicamente, trata-se de abrir um caminho para a Serra Tarahumara, através dos burocratismos e cacicados da política nacional, mas de maneira *aberta*, desmantelando os discursos que reincorporam a cultura indígena e a fazem perder o sentido. Se os ritos e as danças sagradas dos índios são "a única forma teatral que, na verdade, pode se justificar", como propõe Artaud, seria preciso, por exemplo, esquecer os discursos dos arqueólogos, que "os descreveram como sábios, ou seja, muito mal", ou o discurso dos artistas, que, contrariamente ao que era de se esperar, "descreveram-nos como artistas, ou seja, pior ainda" (*México*: 133). O que interessa para Artaud é *partir*: ir para a Serra, provocar a *viagem iniciática*; "expulsar dos órgãos o sono" – "manter os nervos num estado de exaltação perpétua" (*México*: 134).[9]

Em outro texto, intitulado "Primer contacto con la Revolución Mexicana" e destinado a ser proferido na Liga de Escritores y Artistas Revolucionarios (LEAR), Artaud fustiga a revolução claudicante: "O que eu vim buscar na terra do México é, justamente, um eco, ou melhor, uma fonte, uma fonte física verdadeira dessa força revolucionária" – e acrescenta: "Peço à juventude do México, peço à Revolução Mexicana um esforço que será grande, mas que há de ser terrivelmente eficaz" (*México*: 141-142).[10] "Mexicanos, mais um

9 Artaud mergulha na burocracia para chegar à Serra Tarahumara: "Devo agradecer aqui ao governo do México por permitir que eu tivesse contato com a verdadeira cultura do México; devo agradecer de antemão a ajuda dos cidadãos governantes dos estados, esperando que se disponham a me levar a todos os lugares onde a terra vermelha do México continua falando a melhor linguagem" (*México*: 135). A edição francesa substitui "hablando el mejor lenguaje" por "parler vraiment son langage" (*Messages*: 74).

10 O texto foi publicado em *El Nacional* em 3 de junho de 1936. Numa carta a Jean Paulhan datada em 26 de março, Artaud falava da conferência e anunciava que falaria "contra o marxismo e a favor da Revolução Índia que todo mundo esquece aqui" (*Messages*: 191). No entanto, segundo o testemunho de Luis Cardoza y Ara-

esforço para ser revolucionários, para ser índios" – diz Camille Dumoulié, aludindo ao grito de Artaud e à famosa incitação de Sade durante a Revolução Francesa: "Eis aí o sentido de suas *Mensagens revolucionárias*" (Dumoulié: 144).[11] Assim começa a projetar-se, ou a revelar-se, uma resposta à pergunta de Artaud, mas também uma "política" artaudiana:

> Vocês devem saber que existe na Europa, neste momento, uma imensa fantasmagoria, uma espécie de alucinação coletiva a respeito da Revolução do México. Falta pouco para que se veja os atuais mexicanos, recobertos com a indumentária de seus antepassados, fazendo realmente sacrifícios ao sol sobre as escadas da pirâmide de Teotihuacán [...]. Em todo caso, ouviu-se falar de grandes reconstruções teatrais nessa mesma pirâmide [...]. Essa fantasia circula nos meios intelectuais mais avançados de Paris. Em suma, acredita-se que a Revolução do México é uma revolução da alma indígena, uma revolução para reconquistar a *alma indígena* tal como ela existia antes de Cortés (*México*: 142; grifado no original).

"Ora", alfineta Artaud, "não me parece que a juventude revolucionária se importe muito com a alma indígena" (*México*: 142-143). Sua fantasmagoria mal disfarçada se projeta para além da decepção. Podemos imaginar a cara dos burocratas da Revolução e da Cultura ao ouvir as palavras de Artaud – palavras que, certamente, têm

gón, e apesar de coincidir com o tema do artigo, a conferência nunca chegou a se realizar.

11 "Mexicains, encore un effort pour être révolutionnaires, pour être Indiens... voilà le sens de ses *Messages révolutionnaires*". Cf. "L'experiénce poétique du Sud", sobre a política de Artaud (Dumoulié, pp. 130-146).

hoje em dia uma repercussão bem diferente. E podemos imaginar a ofensa que as exortações de Artaud causariam nos ouvidos de nossos liberais, que o acusariam flagrantemente de "fundamentalista indígena". Pode-se dizer, de certo modo, que Artaud veio ao México *para ser sacrificado* – tema elaborado em textos como "La danza del peyote" ou "El rito del peyote entre los tarahumaras", que analisarei em outro trabalho (*Tarahumaras*: 15-43, 53-66)[12] – e que o "esforço" revolucionário que instigava seguia o rumo da volta ao *sacrifício*, ou, pelo menos, de sua "reconstrução" teatral – a forma mais primitiva e espontânea do *teatro da crueldade*. Mas deparou-se com um obstáculo: "Há um movimento antieuropeu na Europa", aponta: "Meu receio é que haja um movimento anti-indígena no México" (*México*: 143).

"Lo que vine a hacer a México" é outro artigo de Artaud que reitera a dimensão política e revolucionária de sua viagem.[13] "Vim ao México em busca de políticos", diz ao começar, "não de artistas" (*México*: 173). E sua ambição é absoluta: "Trata-se nada menos que de romper com o espírito de todo um mundo, e de substituir uma civilização por outra" (*México*: 174). "O México, que fez duas ou três revoluções em um século", assegura Artaud, "não tem por que temer mais uma", e sua possibilidade radica em que "sua estrutura política sutil [...] não mudou desde os tempos de Montezuma" (*México*: 174-175). A *chave* dessa revolução se encontra nas "antigas relações anímicas do homem e da natureza", ou nas "forças analógicas" que associam o "organismo do homem" ao "organismo da natureza" – correspondências que sempre se revelam no *Popol*

12 Cito a edição francesa de *Viagem ao país dos tarahumaras*, de Artaud, sob o referente: *Tarahumaras*.

13 O texto foi publicado em *El Nacional* em 5 de julho de 1936 (*Messages*: 194). A pergunta de Artaud *ritma* seus artigos prévios à viagem à Serra Tarahumara e lhes insufla a unidade profunda manifesta num título que – como afirma Camille Dumoulié – não tem nada de fortuito nem de retórico: *Mensagens revolucionárias*.

Vuh (México: 177-178). Mas aqui falamos de um *Popol Vuh* esotérico, com laivos de alquimia e pitagorismo, que afirma que o homem é o "catalisador" do universo e que as forças morais do homem "vibram" de acordo com as forças do universo (*México*: 178-179). E ao mesmo tempo, a imagem da cruz no espaço nos devolve ao *teatro da crueldade*, a essa estrutura ritual e poética que abre o espaço do sacrifício do touro em "El rito de los reyes de la Atlántida":

> A cruz de Palenque contém justamente a imagem dessa dupla ação. Há ali, inscrita na pedra, a representação hieroglífica de uma energia única que, através da cruz do espaço, ou seja, passando pelos quatro pontos cardeais, vai do homem ao animal e às plantas (*México*: 179).

"A cultura eterna do México", último artigo de Artaud que é preciso mencionar aqui, começa com um poema escrito anos mais tarde: "Vim ao México para entrar em contato com a terra vermelha" (*México*: 179).[14] Nesse texto, Artaud começa por afirmar que conhece quase tudo o que a história ensina sobre as diversas "raças" do México, e confessa, como poeta, que *sonhou* o que a história não ensina: uma "margem imensa" separa esses fatos da *vida real*, e é nessa margem que a imaginação e a "adivinhação" podem agir livremente" (*México*: 180).[15] Para Artaud, "o México se encontra no caminho do sol", e se devia perseguir, justamente, "o segredo daquela força de luz que fazia as pirâmides girarem sobre sua base, até situá-las na linha de atração magnética do sol" (*México*: 180). As

14 O artigo foi publicado em *El Nacional* em 13 de julho de 1936 (*Messages*: 194). O poema se chama *La culture indienne* e começa assim: "Je suis venu au Mexique prendre contact avec la Terre Rouge" (*O.C.* xiii: 71).

15 A "retranscrição" francesa de Marie Dézon e Philippe Sollers se mostra cautelosa diante da versão do tradutor mexicano: em vez de "adivinhação individual" propõe "intuition personelle" (*Messages*: 112).

figuras traçadas por Artaud têm, obviamente, uma raiz esotérica e neoplatônica, com os mitos e ritos solares como referentes simbólicos – mais oníricos que experimentais, mas que nos expõem, interiormente, ao ritual do *sacrifício* e à experiência *xamânica*:

> O sol, para empregar a antiga linguagem dos símbolos, aparece como o mantenedor da vida. Não é apenas o elemento fecundante, o provocador soberano da germinação. Ele é tudo isso, amadurece tudo o que existe, mas essa é, por assim dizer, a menor de suas faculdades. Ele queima, consome, calcina, elimina, mas não destrói tudo o que suprime. Sob o amontoado de coisas destruídas e graças à própria destruição, mantém a eternidade das forças por meio das quais a vida se preserva (*México*: 184).

"A destruição é transformadora", diz Artaud. E fala de Shiva, "o destruidor", cujos adoradores "têm por emblema o espírito do fogo, a grande corrente devoradora de formas" – mas também do *segredo* da "cultura eterna" do México, que postula que "o sol é um princípio de morte e não um princípio de vida" (*México*: 184). A visão de Artaud não é alheia, apesar de sua formulação esotérica, à economia do sacrifício humano entre os astecas que Christian Duverger sistematiza em *La fleur létale*. Mas Artaud não veio ao México para estudar o sacrifício, e sim para penetrar em seus signos e se submeter a sua violência. "O próprio fundo da antiga cultura solar consiste em ter assinalado a supremacia da morte":

Realizar a supremacia da morte não equivale a inutilizar a vida presente. É pôr a vida presente em seu lugar, fazê-la cavalgar sobre vários planos ao mesmo tempo [...]. Vim buscar no México moderno a sobrevivência dessas noções ou esperar sua ressurreição (*México*: 184).

Enrique Flores
Instituto de Investigaciones Filológicas, UNAM

Tradução
Josely Vianna Baptista

BIBLIOGRAFIA

ARTAUD, Antonin. *Messages révolutionnaires*. Paris: Gallimard, 1971.

__________. *México*. Ed. e pról. Luis Cardoza y Aragón. México: UNAM, 1962.

__________. *México y Viaje al país de los tarahumaras*. Ed. Luis Mario Schneider. México: Fondo de Cultura Económica, 1984.

__________. *Les Tarahumaras*. Pref. Paule Thévenin. Paris: Gallimard, 1971.

BORIE, Monique. *Antonin Artaud. Le théâtre et le retour aux sources*. Paris: Gallimard, 1989.

DUMOULIÉ, Camille. *Artaud, la vie*. Paris: Desjonquères, 2003.

DUVERGER, Christian. *La fleur létale. Économie du sacrifice aztèque*. Paris: Seuil, 1979.

FLORES, Enrique. "Artaud o el rito de los reyes de la Atlántida". *Literatura Mexicana* X-1/2 (2000). pp. 187-224.

SCHNEIDER, Luis Mario. "Artaud y México", *México y Viaje al país de los tarahumaras*. México: Fondo de Cultura Económica, 1984. pp. 7-97.

SEXTA PARTE: *

UMA MONTANHA

EM ALTO-MAR

COMITÊ CLANDESTINO REVOLUCIONÁRIO INDÍGENA
COMANDÂNCIA-GERAL DO EXÉRCITO ZAPATISTA DE LIBERTAÇÃO NACIONAL

* P.S.: Sim, é a sexta parte e, como a viagem, seguirá no sentido inverso. Quer dizer, seguirá a quinta parte, logo a quarta, depois a terceira, continuará na segunda e terminará com a primeira.

5 de outubro de 2020

Ao Congresso Nacional Indígena – Conselho Indígena de Governo;
À Sexta Nacional e Internacional;
Às Redes de Resistência e Rebeldia;
Às pessoas honestas que resistem em todos os rincões do planeta;
Irmãs, irmãos, irmãoas;
Companheiras, companheiros e *companheiroas*;

Os povos originários de raiz maia e zapatista lhes saudamos e lhes dizemos o que chegou em nosso pensamento comum, de acordo com o que vemos, escutamos e sentimos.

PRIMEIRO

Vemos e escutamos um mundo enfermo em sua vida social, fragmentado em milhões de personagens alheias entre si, empenhadas em sua sobrevivência individual, porém unidas sob a opressão de um sistema disposto a tudo para saciar sua sede de lucros, mesmo quando é claro que seu caminho vai contra a existência do planeta Terra.

A aberração do sistema e sua estúpida defesa do "progresso" e da "modernidade" se lançam contra uma realidade criminal: os *feminicídios*. O assassinato de mulheres não tem cor nem nacionalidade, é mundial. E se é absurdo e irrazoável que alguém seja perseguido, desaparecido, assassinado por sua cor de pele, sua raça, sua cultura, suas crenças, não se pode crer que o fato de ser mulher equivalha a uma sentença de marginalização e morte.

Em uma escalada previsível (assédio, violência física, mutilação e assassinato), com o aval da impunidade estrutural ("ela merecia", "tinha tatuagens", "o que andava fazendo neste lugar a esta hora?", "com essa roupa, era de esperar"), os assassinatos de mulheres não tem nenhuma lógica criminal que não seja a do sistema. De diferentes estratos sociais, distintas raças, idades que vão desde a primeira infância até a velhice e em geografias distantes entre si, o gênero é a única constante. E o sistema é incapaz de explicar por que isto anda em par com seu "desenvolvimento" e "progresso". Na indignante estatística das mortes, quanto mais "desenvolvida" está uma sociedade, maior é o número de vítimas nesta autêntica guerra de gênero.

E a "civilização" parece nos dizer aos povos originários: "A prova de teu subdesenvolvimento está em sua baixa taxa de *feminicícios*. Tenham seus *megaprojetos*, seus trens, suas termoelétricas, suas minas, suas represas, seus centros comerciais, suas lojas de eletrodomésticos – com canal de televisão incluído – e aprendam a consumir. Sejam como nós. Para pagar a dívida desta ajuda progressista, não bastam suas terras, suas águas, suas culturas, suas dignidades. Devem completar com a vida das mulheres."

SEGUNDO

Vemos e escutamos a natureza ferida de morte e que, em sua agonia, adverte à humanidade que o pior ainda está por vir. Cada catástrofe "natural" anuncia a seguinte e esquece, convenientemente, que é a ação de um sistema humano que a provoca.

A morte e a destruição já não são algo distante, que se limite às fronteiras, respeite aduanas e convênios internacionais. A destruição em qualquer rincão do mundo repercute em todo o planeta.

TERCEIRO

Vemos e escutamos aos poderosos recolhendo-se e escondendo-se nos chamados Estados Nacionais e seus muros. E, nesse impossível salto para trás, revivem nacionalismos fascistas, chauvinismos ridículos e um palavrório ensurdecedor. Nisto advertimos as guerras por chegar, as que se alimentam de histórias falsas, ocas, mentirosas e que traduzem nacionalidades e raças em supremacias que se imporão por via da morte e da destruição. Nos distintos países se vive a disputa entre capatazes e aqueles que aspiram sucedê-los, escondendo que o patrão, o amo, o chefe é o mesmo e não tem mais nacionalidade que o dinheiro. Enquanto os organismos internacionais se enfraquecem e se convertem em meros nomes, como peças em museus... ou nem isso.

Na escuridão e confusão que precedem essa guerra, escutamos e vemos o ataque, cerco e perseguição de qualquer indício de criatividade, inteligência e racionalidade. Frente o pensamento crítico, os poderosos demandam, exigem e impõem seus fanatismos. A morte que plantam, cultivam e colhem não é só a física; também inclui a extinção da universalidade própria da humanidade – da inteligência –, seus avanços e êxitos. Renascem ou são criadas novas correntes esotéricas, laicas ou não, disfarçadas de modas intelectuais ou ciências; e as artes e as ciências pretendem ser subjugadas às militâncias políticas.

QUARTO

A Pandemia de COVID-19 não só mostrou as vulnerabilidades do ser humano, mas também a cobiça e estupidez dos distintos governos nacionais e suas supostas oposições. Medidas do mais elementar senso comum foram depreciadas, apostando sempre que a Pandemia seria de curta duração. Quando o passo da doença foi se fazendo cada vez mais dilatado, começaram os números a substituir tragédias. A morte se converteu assim em uma cifra que se perde no jornal entre escândalos e declarações. Um comparativo fúnebre entre nacionalismos ridículos. O percentual de tacadas e de corridas limpas que determinam que equipe ou Nação é melhor ou pior.

Como se detalha em um dos textos prévios, no zapatismo optamos pela prevenção e pela aplicação de medidas sanitárias que, a seu tempo, foram consultados com cientistas que nos orientaram e ofereceram, sem titubear, sua ajuda. Os povos zapatistas lhes estão agradecidos e assim queremos demonstrá-los. Depois de 6 meses da implantação dessas medidas (usar máscara, distância entre pessoas, parar os contatos pessoais diretos com zonas urbanas, quarentena de 15 dias para quem pudesse ter estado em contato com contagiados, lavar frequentemente com água e sabão), lamentamos o falecimento de 3 companheiros que apresentaram dois ou mais sintomas associados à COVID-19 e que tiveram contato direto com contagiados.

Outros 8 companheiros e uma companheira, que morreram nesse período, apresentaram um dos sintomas. Como carecemos da possibilidade de provas, assumimos que o total de 12 companheir@s morreram pelo chamado coronavírus (cientistas nos recomendaram assumir que qualquer dificuldade respiratória seria COVID-19). Estas 12 ausências são responsabilidades nossas. Não são culpa da 4T ou da oposição, de neoliberais ou neoconservadores, de chairos [os populares que apoiam Lopez Obrador] ou fifís [como Lopez Obrador chama as elites do México], de conspirações ou complôs. Pensamos que devíamos ter extremado mais as precauções.

Atualmente, com a falta desses 12 companheir@s nas costas, melhoramos em todas as comunidades as medidas de prevenção, agora com o apoio de Organizações Não Governamentais e de cientistas que, a título individual ou como coletivo, nos orientam no modo de afrontar com mais força um possível renascimento. Dezenas de milhares de máscaras (feitas especialmente para evitar que um provável portador contagie outras pessoas, de baixo custo, reutilizáveis e adaptadas às circunstâncias) têm sido distribuídas em todas as comunidades. Outras dezenas de milhares estão sendo produzidas nos teares de bordado e costura de insurgent@s e nos povoados. O uso massivo de máscaras, as quarentenas de duas semanas para quem pode estar infectado, a distância e o lavar contínuo das mãos e do rosto com água e sabão, assim como evitar ao máximo sair às cidades, são medidas recomendadas inclusive a irmãos e irmãs partidaristas para conter a expansão do contágio e permitir a manutenção da vida comunitária.

O detalhe do que foi e é nossa estratégia poderá ser consultado em seu momento. Por hora dizemos, com a vida latente em nossos corpos, que, segundo nossa valoração (na qual provavelmente podemos estar equivocados), o enfrentamento da ameaça como comunidade, não como assunto individual, e o nosso esforço principal direcionado à prevenção nos permitem dizer, como povos zapatistas: aqui estamos, resistimos, vivemos, lutamos.

E agora, em todo o mundo, o grande capital pretende que se volte às ruas para que as pessoas reassumam sua condição de consumidores. Porque são os problemas do Mercado que os preocupam: a letargia no consumo de mercadorias.

Há que retornar às ruas, sim, mas para lutar. Porque, como temos dito antes, a vida, a luta pela vida não é um assunto individual, e sim coletivo. Agora se está vendo que tampouco é assunto de nacionalidades, é mundial.

★

Muitas destas coisas vemos e escutamos. E muito as pensamos. Mas não só…

QUINTO

Também escutamos e vemos as resistências e rebeldias que, não por silenciadas ou esquecidas, deixam de ser as senhas, as pistas de uma humanidade que se nega a seguir o sistema em seu apressado passo ao colapso: o trem mortal do progresso avança, soberbo e impecável, até o penhasco. Enquanto o maquinista esquece que é só um empregado a mais e crê, ingênuo, que ele decide o caminho, quando não faz senão seguir a prisão dos trilhos até o abismo.

Resistências e rebeldias que, sem esquecer o pranto pelas ausências, se empenham em lutar por – quem diria – o mais subversivo que há nesses mundos divididos entre neoliberais e neoconservadores: a vida.

Rebeldias e resistências que entendem, cada qual com seu modo, seu tempo e sua geografia, que as soluções não estão na fé em governos nacionais, que não se gestam protegidas por fronteiras nem vestem bandeiras e línguas distintas.

Resistências e rebeldias que nos ensinam, a nós zapatistas, que as soluções podem estar abaixo, nos porões e rincões do mundo. Não nos palácios governamentais. Não nos escritórios das grandes corporações.

Rebeldias e resistências que nos mostram que, se os de cima rompem as pontes e fecham as fronteiras, resta navegar rios e mares para nos encontrar. Que a cura, se é que há, é mundial e tem a cor da terra, do trabalho que vive e morre nas ruas e bairros, nos mares e céus, nos montes e suas entranhas. Que, como o milho originário, muitas são suas cores, suas tonalidades e sons.

★

Tudo isto e mais vemos e escutamos. E nos vemos e nos escutamos como o que somos: um número que não conta. Porque a vida não importa, não vende, não é notícia, não entra nas estatísticas, não compete nas pesquisas de opinião, não tem valoração nas redes sociais, não provoca, não representa capital político, bandeira partidária, escândalo da moda. A quem importa que um pequeno, pequeníssimo grupo de originários, de indígenas viva, quer dizer, lute?

Porque ocorre que vivemos. Que apesar de paramilitares, pandemias, *megaprojetos*, mentiras, calúnias e esquecimentos, vivemos. Quer dizer, lutamos.

E nisto pensamos: seguimos lutando. Quer dizer, seguimos vivendo. E pensamos que, durante todos estes anos, temos recebido o abraço humano de pessoas de nosso país e do mundo. E pensamos que, se aqui a vida resiste e, não sem dificuldades, floresce, é graças a essas pessoas que desafiaram distâncias, trâmites, fronteiras e diferenças culturais e de língua. Agradecemos a elas, eles, *eleas* – mas sobretudo a elas –, que desafiaram e derrotaram calendários e geografias.

Nas montanhas do sudoeste mexicano, todos os mundos do mundo encontraram e encontram ouvido em nossos corações. Suas palavras e ações foram alimento para a resistência e rebeldia, que não são mais que a continuação das de nossos antecessores.

Pessoas, com as ciências e as artes como caminho, encontraram o modo para nos abraçar e nos alentar, ainda que exista a distância. Jornalistas, fífis ou não, que noticiaram a miséria e a morte antes, a dignidade e a vida sempre. Pessoas de todas as profissões e ofícios que, muito para nós, talvez pouco para *eleas*, estiveram, estão.

E tudo isso pensamos em nosso coração coletivo, e chegou em nosso pensamento que já é o tempo de nós zapatistas correspondermos à escuta, à palavra e à presença desses mundos. Os próximos e os distantes na geografia.

SEXTO

E isto temos decidido:

Que é tempo de novo para que dancem os corações e que não sejam nem sua música nem seus passos os do lamento e da resignação.

Que diversas delegações zapatistas, homens, mulheres e *outroas* da cor de nossa terra, sairemos a percorrer o mundo, caminharemos ou navegaremos até solos, mares e céus remotos, buscando não a diferença, não a superioridade, não a afronta, muito menos o perdão e a lástima.

Iremos para encontrar o que nos faz iguais.

Não só a humanidade que anima nossas peles diferentes, nossos distintos modos, nossas línguas e cores diversas. Também, e sobretudo, o sonho comum que, como espécie, compartilhamos desde que, na África que parecia distante, começamos a andar no colo da primeira mulher: a busca da liberdade que animou esse primeiro passo... e que segue andando.

Que o primeiro destino desta viagem planetária será o continente europeu.

Que navegaremos até as terras europeias. Que sairemos e zarparemos, de terras mexicanas, no mês de abril do ano de 2021.

Que, depois de percorrer vários rincões da Europa de baixo e da esquerda, chegaremos a Madri, a capital espanhola, em 13 de agosto de 2021 – 500 anos depois da suposta conquista do que hoje é o México. E que, imediatamente depois, seguiremos o caminho.

Que falaremos ao povo espanhol. Não para ameaçar, censurar, insultar ou exigir. Não para lhe demandar que nos peça perdão. Não para lhes servir nem para nos servir.

Iremos a dizer ao povo da Espanha duas coisas sensíveis:

Uma: que não nos conquistaram. Que seguimos em resistência e rebeldia.

Duas: que não tem por que pedir que lhes perdoemos nada. Já basta de julgar com o passado distante para justificar, com demagogia e hipocrisia, os crimes atuais e em curso: o assassinato de lutadores sociais, como o irmão Samir Flores Soberanes; os genocídios escondidos atrás de *megaprojetos*, concebidos e realizados para contento dos poderosos – o mesmo que flagela todos os rincões do planeta –; o alento monetário e de impunidade para os paramilitares; a compra de consciências e dignidades com 30 moedas.

Nós zapatistas NÃO queremos voltar a esse passado sozinhos, muito menos de mãos dadas a quem quer semear o rancor racial e pretende alimentar seu nacionalismo tresnoitado com o suposto esplendor de um império, o asteca, que cresceu às custas do sangue de seus semelhantes e que nos querem convencer de que, com a queda desse império, os povos originários desta terra fomos derrotados.

Nem o Estado Espanhol nem a Igreja Católica têm que pedir perdão de nada. Não nos faremos eco dos farsantes que se amontoam sobre nosso sangue e, assim, escondem que têm as mãos manchadas dele.

De que nos vai pedir perdão a Espanha? De ter parido a Cervantes? A José Espronceda? A León Felipe? A Federico García Lorca? A Manuel Vázquez Montalbán? A Miguel Hernández? A Pedro Salinas? A Antonio Machado? A Lope de Vega? A Bécquer? A Almudena Grandes? A Panchito Varona, Ana Belén, Sabina, Serrat, Ibáñez, Llach, Amparanoia, Miguel Ríos, Paco de Lucía, Víctor Manuel, Aute siempre? A Buñuel, Almodóvar e Agrado, Saura, Fernán Gómez, Fernando León, Bardem? A Dalí, Miró, Goya, Picasso, El Greco e Velázquez? A algo do melhor do pensamento crítico mundial, com o selo da "A" Libertária? A República? Ao Exílio? Ao irmão maia Gonzalo Guerreiro?

De que nos vão pedir perdão a Igreja Católica? Do passo de Bartolomeu de las Casas? De Don Samuel Ruiz García? De Arturo Lona? De Sergio Méndez Arceo? Da hermana Chapis? Dos passos dos sacerdotes, irmãs religiosas e seculares que têm caminhado ao lado dos originários sem dirigi-los nem suplantá-los? Que arriscaram sua liberdade e sua vida por defender os direitos humanos?

★

No ano de 2021 se completam 20 anos da Marcha da Cor da Terra, que realizamos com os povos irmãos do Congresso Nacional Indígena, para reclamar um lugar nesta Nação que agora desmorona.

Vinte anos depois navegaremos e caminharemos para dizer ao planeta que, no mundo que sentimos no nosso coração coletivo, há lugar para todas, todos, *todoas*. Simples e sensivelmente porque esse mundo só é possível se todas, todos, *todoas* lutarmos para levantá-lo.

As delegações zapatistas estarão conformadas majoritariamente por mulheres. Não só porque elas pretendem assim devolver o abraço que receberam nos encontros internacionais anteriores. Também, e sobretudo, para que os varões zapatistas deixem claro que somos o que somos e não somos o que não somos graças a elas, por elas e com elas.

Convidamos o CNI-CIG para formar uma delegação para que nos acompanhe e seja, assim, mais rica nossa palavra para o outro que longe luta. Especialmente convidamos uma delegação de povos que levantem o nome, a imagem e o sangue do irmão Samir Flores Soberanes, para que sua dor, sua raiva, sua luta e resistência cheguem mais longe.

Convidamos a quem tem como vocação, empenho e horizonte as artes e as ciências que acompanhem, à distância, nossos navegares e passos. E que assim nos ajudem a difundir que nelas, ciências e artes, está a possibilidade não só da sobrevivência da humanidade, bem como de um mundo novo.

Em resumo: saímos para Europa no mês de abril de ano de 2021. A data e a hora? Não sabemos… contudo.

★

Companheiras, companheiros, *companheiroas*;

Irmãs, irmãos e *irmãoas*;

Este é nosso empenho:

Frente os poderosos trens, nossas canoas.

Frente as termoelétricas, as luzinhas que as zapatistas demos em custódia às mulheres que lutam em todo o mundo.

Frente os muros e fronteiras, nosso navegar coletivo.

Frente o grande capital, uma milpa [cultivo] em comum.

Frente a destruição do planeta, uma montanha navegando de madrugada.

Somos zapatistas, portadores do vírus da resistência e da rebeldia. Como tais, iremos aos 5 continentes.

É tudo... por hora.

Das montanhas do Sudoeste Mexicano.

Em nome das mulheres, homens e zapatistas

Subcomandante Insurgente Moisés
México, outubro de 2020

Dados Internacionais de Catalogação na Publicação (CIP)
de acordo com ISBD

B298e Uma baleia na montanha / organizado por Mariana Lacerda, Peter Pàl Pelbart. - São Paulo : n-1 edições, 2021.
288 p. ; 21cm x 14cm.

Inclui índice.
ISBN: 978-65-86941-32-6

1. Política. 2. Zapatismo. 3. Feminismo. 4. Cinema. 5. Fábula. 6. Comum. 7. Movimentos sociais. I. Lacerda, Mariana. II. Pelbart, Peter Pàl. III. Título.

2021-1834 CDD 323
CDU 323.1

Elaborado por Vagner Rodolfo da Silva - CRB-8/9410

Índice para catálogo sistemático:

1. Política : Movimentos sociais 323
2. Política : Movimentos sociais 323.1

n-1

O livro como imagem do mundo é de toda maneira uma ideia insípida. Na verdade não basta dizer Viva o múltiplo, grito de resto difícil de emitir. Nenhuma habilidade tipográfica, lexical ou mesmo sintática será suficiente para fazê-lo ouvir. É preciso fazer o múltiplo, não acrescentando sempre uma dimensão superior, mas, ao contrário, da maneira mais simples, com força de sobriedade, no nível das dimensões de que se dispõe, sempre n-1 (é somente assim que o uno faz parte do múltiplo, estando sempre subtraído dele). Subtrair o único da multiplicidade a ser constituída; escrever a n-1.

GILLES DELEUZE E FÉLIX GUATTARI

N-1EDICOES.ORG